中国传统养生保健技术教程

拔罐、刮痧和艾灸

姜桂萍 著

哈爾濱工業大學出版社
HARBIN INSTITUTE OF TECHNOLOGY PRESS

内 容 简 介

本教材共分为三章，第一章是中国传统养生保健技术教程之拔罐，包括拔罐疗法概述、罐具与罐法、拔罐的常见反应及处理、拔罐与腧穴、常见疾病的拔罐疗法；第二章是中国传统养生保健技术教程之刮痧，包括刮痧概述、刮具与刮法、刮痧的常见反应及处理、不同部位全息反射区与刮痧、四季刮痧及保健刮痧、不同体质刮痧、单穴刮痧及美容刮痧、常见疾病的刮痧疗法；第三章是中国传统养生保健技术教程之艾灸，包括艾灸疗法概述、艾灸材料与灸法、灸感、艾灸后的处理及调养、艾灸的取穴原则与配穴方法、养生保健灸、常见疾病的艾灸疗法。

本教材根据养生技术应用规律，突出实用性、系统性，便于应用。可作为普通高等教育院校健康相关专业本科生、专科生的教材，也可作为保健养生的参考书。

图书在版编目(CIP)数据

中国传统养生保健技术教程：拔罐、刮痧和艾灸/姜桂萍著. —哈尔滨：哈尔滨工业大学出版社，2025. 6.
—ISBN 978-7-5767-2039-6

Ⅰ. R212

中国国家版本馆 CIP 数据核字第 20258P3A65 号

策划编辑　许雅莹
责任编辑　赵风娟
封面设计　刘　乐
出版发行　哈尔滨工业大学出版社
社　　址　哈尔滨市南岗区复华四道街 10 号　邮编 150006
传　　真　0451-86414749
网　　址　http://hitpress.hit.edu.cn
印　　刷　哈尔滨博奇印刷有限公司
开　　本　720mm×1 020mm　1/16　印张 13.5　字数 250 千字
版　　次　2025 年 6 月第 1 版　2025 年 6 月第 1 次印刷
书　　号　ISBN 978-7-5767-2039-6
定　　价　48.00 元

前 言

《中国传统养生保健技术教程：拔罐、刮痧和艾灸》是普通高等教育院校健康相关专业必修课程教材。拔罐、刮痧和艾灸作为中国传统特色无创外治疗法，历史悠久，其能解决很多西医学解决不了的健康问题，在养生、养老及保健等方面应用广泛，并且受到世界上越来越多国家和地区的欢迎，市场需求潜力巨大。

本教材共分为三章，第一章是中国传统养生保健技术教程之拔罐，包括拔罐疗法概述、罐具与罐法、拔罐的常见反应及处理、拔罐与腧穴、常见疾病的拔罐疗法；第二章是中国传统养生保健技术教程之刮痧，包括刮痧概述、刮具与刮法、刮痧的常见反应及处理、不同部位全息反射区与刮痧、四季刮痧及保健刮痧、不同体质刮痧、单穴刮痧及美容刮痧、常见疾病的刮痧疗法；第三章是中国传统养生保健技术教程之艾灸，包括艾灸疗法概述、艾灸材料与灸法、灸感、艾灸后的处理及调养、艾灸的取穴原则与配穴方法、养生保健灸、常见疾病的艾灸疗法。

本教材突出实用性，可作为健康相关专业本科生、专科生的教材，也可作为保健养生的参考书。

本教材由哈尔滨学院姜桂萍撰写。

由于作者水平有限，书中不足之处在所难免，敬请同行及读者批评指正。

姜桂萍

2025 年 2 月 2 日

目录

第一章

中国传统养生保健技术教程之拔罐

本章提要

本章阐述了拔罐疗法概述，包括拔罐疗法的历史、拔罐疗法的功效及作用原理、拔罐的适应证和禁忌证；罐具与罐法，包括罐具、拔罐前的准备、拔罐的常用体位、拔罐方法、起罐、拔罐疗法的操作要点、拔罐疗法的注意事项、拔罐疗法的优点；拔罐的常见反应及处理，包括正常反应及诊断、异常反应及处理、拔罐的常见误区；拔罐与腧穴；常见疾病的拔罐疗法。

教学目标

(1)了解拔罐疗法的功效及作用原理、拔罐的适应证和禁忌证、拔罐与腧穴的关系。

(2)熟练掌握拔罐疗法以及异常反应的处理、常见疾病的拔罐疗法。

(3)能应用拔罐疗法调理常见疾病。

第一节 拔罐疗法概述

拔罐疗法是中国传统养生保健技术之一，其历史源远流长。拔罐是我国劳动人民在长期同疾病的斗争中发现、发展并逐步完善的经验总结。它的特点是操作简便、取材容易，见效快、安全可靠，没有经过特殊训练的普通人，也能操作。民间长期流行着一句俗话："扎针拔罐子，病好一半子。"足见该疗法在民间的影响。因此，拔罐疗法在我国能够广泛流传和应用。经过数千年的发展，拔罐疗法已经家喻户晓，深受大众的喜爱，被称为21世纪的"自然疗法""绿色疗法"。

一、拔罐疗法的历史

拔罐疗法在我国历史悠久，源远流长。"拔火罐"是我国民间流传很久的一种独特的治病方法，俗称"拔罐子""吸筒"，在《本草纲目拾遗》中称为"火罐气"，《外科正宗》中又称"拔筒法"。拔罐疗法（俗称拔火罐）是以罐为工具，利用燃烧、挤压等方法排除罐内空气，造成负压，使罐吸附于体表特定部位（患处、穴位），产生广泛刺激，形成局部充血或瘀血现象，而达到防病治病、强壮身体目的的一种自然物理疗法。拔火罐是物理疗法中最优秀的疗法之一。

（一）原始社会时期

早在原始社会时期，人们就利用牲畜的角（如牛角、羊角等）磨成有孔的筒状，刺激痈疽后，以角吸出脓血，这便是最早的拔罐疗法。

（二）先秦时期

拔罐疗法在古代典籍中被称为角法，因为远古时代的医家使用动物的角作为吸拔工具。1973年，湖南马王堆汉墓出土的《五十二病方》中即有以兽角进行治疗的记载。这表明我国医家至少在公元前6世纪至公元前2世纪，已经采用拔罐这一治疗方法。

（三）晋唐时期

关于拔火罐治疗疾病最早的文字记载是公元281—361年，晋代的《肘后备急方》(葛洪著)中提到用角法治疗脱肿。到了隋唐时期,拔罐的工具有了突破性的改进,开始用经过削制加工的竹罐来代替兽角。竹罐取材广泛,价廉易得,大大有助于这一疗法的普及和推广。同时,竹罐质地轻巧,吸拔力强,也在一定程度上提高了治疗的效果。

(四)宋金元时期

在宋金元时期,竹罐已完全代替了兽角,拔罐疗法的名称也由“吸筒法”替换了“角法”。在操作上,进一步由单纯用水煮的煮拔筒法发展为药筒法,即先将竹罐在按一定处方配制的药物中煮过备用,需要时,再将此罐置于沸水中煮后,趁热拔在穴位上,以发挥吸拔和药物外治的双重作用。

(五)明代

在明代,拔罐法已经成为中医外科中重要的外治法之一。当时一些主要外科著作几乎都列有此法,主要用于吸拔脓血,治疗痈肿。在吸拔方法上,与前代相比有所改进,用得较多的是将竹罐在多味中药煎熬后的汁液中煮沸,直接吸拔。所以,竹罐又被称为药筒。

(六)清代

清代,拔罐法获得了更大的发展。首先,又一次革新了拔罐工具,出现了陶土烧制成的陶罐,并正式提出了沿用至今的“火罐”一词。其次,拔罐方法有了较大进步,一改以往以病灶区作为拔罐部位,采用吸拔穴位来提高治疗效果。拔罐疗法的治疗范围也突破了历代以吸拔脓血疮毒为主的界限,开始应用于多种病症。

(七)近现代以来

中华人民共和国成立后,遵循毛泽东同志“中国医药学是一个伟大的宝库,应当努力发掘,加以提高”的指示,不仅中医内治法得到了大力发展,中医外治法中的拔罐疗法亦不断改进与提高。随着历史的变革、科学技术的进步,拔罐疗法在广大医务工作者的挖掘、整理、验证、总结和提高下,得到了不断的改进和完善。例如,在用具方面,已由古代的兽角、竹筒、陶罐,发展为金属罐、玻璃罐、抽气罐、挤压罐,乃至电拔罐、经穴电动拔罐治疗仪等现代装置;在操作方面,已由燃火排气、煮水排气,发展为抽气筒排气、挤压排气及电动抽气等;在操作方式方面，已由单纯地拔罐，发展为走罐（推罐）、闪罐、按摩拔罐乃至配合电针、红外线及各种现代化理疗设备等；在临床应用方面，由单纯地吸拔脓血，发展为治疗包括内、外、妇、儿、骨伤、皮肤、五官等科的上百种疾病，成为临床治疗中常用的一种方法。

应用拔罐疗法治疗疾病的临床经验在中医期刊中做了较多的报道，有的医著中亦做了较多记载，而且增添了不少新的内容。凡此种种都为发展拔罐疗法做出了新的贡献。

由于这种方法简便易行、效果明显，所以在民间历代沿袭，至今不衰，连一些外国人也颇感兴趣。例如，非洲国家至今还有不少民间医生沿用"角法"；日本的"真空净血疗法"、法国的"杯术"、俄罗斯的"瘀血疗法"等。

二、拔罐疗法的功效及作用原理

（一）拔罐疗法的生物作用

1. 负压作用

国内外学者研究发现，人体在火罐负压吸拔的时候，皮肤表面有大量气泡溢出，从而可以加强局部组织的气体交换。通过检查，也观察到负压使局部的毛细血管通透性发生变化和毛细血管破裂，少量血液进入组织间隙，从而产生瘀血，红细胞受到破坏，血红蛋白释出，出现自身溶血现象，在机体自我调整中产生了行气活血、舒筋活络、消肿止痛、祛风除湿等功效，起到一种良性刺激，促其恢复正常功能的作用。

2. 温热作用

拔罐疗法对局部皮肤有温热刺激作用，以大火罐、水罐、药罐最明显。温热刺激能使血管扩张，促进以局部为主的血液循环，改善充血状态，加强新陈代谢，使体内的废物、毒素加速排出，改变局部组织的营养状态，增强血管壁的通透性，增强白细胞和网状细胞的吞噬活力，增强局部耐受性和机体的抵抗力，起到温经散寒、清热解毒等作用，从而达到促使疾病好转的目的。

3. 调节作用

拔罐疗法的调节作用是建立在负压或温热作用基础上的，首先是对神经系统的调节作用。由于自身溶血等给予机体一系列良性刺激，作用于神经系统末梢感受器，经向心传导，到达大脑皮质；加之拔罐法对局部皮肤的温热刺激，通过皮肤感受器和血管感受器的反射途径传到中枢神经系统，从而发生反射性兴奋，借以调节大脑皮质的兴奋与抑制过程，使之趋于平衡，并加强大脑皮质对身体各部分的调节功能，使患部皮肤相应的组织代谢旺盛，吞噬作用增强，促使机体恢复功能，阴阳失衡得以调整，使疾病逐渐痊愈。

其次是调节微循环，提高新陈代谢。微循环的主要功能是进行血液与组织间物质的交换，其功能的调节在生理、病理方面都有重要意义，且还能使淋巴循环加强，淋巴细胞的吞噬能力活跃。此外，由于拔罐后出现自身溶血现象，因此会产生一种类组织胺的物质，随体液周流全身，刺激各个器官，增强其功能活力，这有助于机体功能的恢复。

（二）拔罐疗法的机械作用

拔罐疗法是一种中医外治法，也是一种刺激疗法。它在拔罐时通过罐内的负压，使局部组织充血、水肿，产生刺激作用和生物学作用。负压也可使局部毛细血管破裂而产生组织瘀血、放血，发生溶血现象。红细胞的破坏，血红蛋白的释放，使机体产生了良性刺激作用。拔罐疗法通过排气造成罐内负压，罐缘得以紧紧吸附于皮肤表面，牵拉神经、肌肉、血管以及皮下的腺体，引起一系列的神经内分泌反应，调节血管舒缩功能和血管的通透性，从而改善局部血液循环，给机体造成良性刺激，增强各器官的功能活力，有助于人体功能的恢复。

（三）拔罐疗法的治病原理

在火罐共性的基础上，不同的拔罐法各有其特殊的作用。例如，走罐法具有与按摩疗法、保健刮痧法相似的效应，可以改善皮肤的呼吸和营养，有利于汗腺和皮脂腺的分泌，可增强关节、肌腱的弹性和活动性，促进周围血液循环；可增加肌肉的血流量，增强肌肉的工作能力和耐力，防止肌肉萎缩；可加深呼吸，增强胃肠蠕动，提高腹内器官的神经兴奋，增进胃肠等脏器的分泌功能；可加速静脉血管中的血液回流，降低大循环阻力，减轻心脏负担，调整肌肉与内脏血液流量及贮备的分布情况。缓慢而轻的手法对神经系统具有镇静作用；急速而重的手法对神经系统具有一定的兴奋作用。循经走罐还能改善各经功能，有利于经络整体功能的调整。

再如药罐法，在罐内负压和温热作用下，局部毛孔、汗腺开放，毛细血管扩张，血液循环加快，药物可更多地被直接吸收，根据用药不同，发挥的药效各异，如对于皮肤病，药罐法的局部治疗作用更为明显。

水罐法以温经散寒为主；刺血拔罐法以逐瘀化滞、解闭通结为主；针罐结合则因选用的针法不同，可产生多种效应。

1. 疏通经络，调和气血

作为运行气血的通路，经络内属于脏腑，外络于肢节，它将人体的各个部分有机地联系在一起。当经络不通时，机体便会发生疾病，通过拔罐，可以使经络疏通，气血流通，进而消除疾病。《医宗金鉴》曰："按其经络，以通郁闭之气，摩其壅聚，以散瘀结之肿，其患可愈。"如果因为腹部受寒，而出现了胃痛、腹胀以及不思饮食等症状，便可通过吸拔胃俞、中脘、足三里等穴，来温通经络、祛寒止痛。

拔罐还能够延缓心肌纤维退化，扩张冠状动脉，增加供血流量，促进血氧和营养物质的吸收，进而加强心脏功能，防治冠心病、脉管病、肌肉僵直以及手足麻木、痉挛和疼痛等。如果年过 40，还能够每周坚持自我拔罐 3 次，便可以降低血液当中的尿酸水平，防止血小板聚集，从而预防脑血栓等疾病。

2. 双向调节，异病同治

拔罐疗法具有双向的调节作用和独特的功效，在取穴、操作等不变的情况下，可以治疗多种疾病。例如，大椎穴刺血拔罐法，既可治疗风寒感冒，又可治疗风热感冒，还可用于内伤发热；既可治疗高血压、头痛等内科疾病，又可用来治疗顽固性荨麻疹、痤疮等皮肤科疾病。许多临床研究都证明，拔罐的双向调节与疾病的好转是一致的。

3. 平衡阴阳，调整脏腑

阴阳失调便会引发脏腑功能的紊乱，从而导致疾病的发生。《黄帝内经》曰："阴盛则阳病，阳盛则阴病。阳盛则热，阴盛则寒。"拔罐能够调整脏腑的功能，使之达到阴阳平衡。实践证明：强而有力的拔罐疗法能够引起神经和肌肉的兴奋；轻而柔的拔罐疗法则可以缓慢调节神经和肌肉的功能活动。血糖过高者，通过拔罐，可以令血糖值下降；血糖过低者，经过拔罐后，血糖值能够得以升高。除此之外，拔罐还可以调整血压、心率，调节胰岛素和肾上腺素的分泌等。

4. 扶正祛邪，增强体质

《素问·邪客篇》曰："补其不足，泻其有余，调其虚实，以通其道而祛其邪。"拔罐疗法通过刺激穴位，可增强其扶正、祛邪的功能，从而促进人体的消化吸收和营养代谢，保持软组织的弹性，提高肺活量。经常进行拔罐治疗能够使苍白、松弛、干燥的面部皮肤变得红润且富有弹性，令肥胖者的身体变得灵活，使瘦弱者体重增加、身体强健，使肺气肿患者的呼吸功能得以改善，提高机体免疫能力，进而防止发病等。

5. 强壮筋骨，通利关节

骨伤疾患会直接影响到运动系统功能，拔罐疗法能够强健筋骨，令患者的运动系统功能得以恢复，使得由于肌肉等软组织痉挛、粘连而导致关节失利的患者解痉松粘、滑利关节。实践证明，在病变的关节部位进行拔罐，可以促进关节滑液的代谢，增强关节囊和关节的韧性。中医认为肾主骨，为先天之本，小儿先天不足，便容易患上佝偻病；壮年肾气亏损，就会过早出现颈椎、腰椎骨质增生等病。经常对肾俞、关元等穴位进行拔罐刺激，不仅可以补肾强骨，令全身筋骨强健、关节灵活，还可以防治上述病变。

6. 活血化瘀，消肿止痛，松解粘连

肢体软组织损伤之后，这个部位的毛细血管便会破裂出血，出现局部瘀血而又肿胀疼痛的现象。外伤或者出血这种局部的刺激可引起血管的痉挛。拔罐疗法能够加速局部供血、消散瘀血、松解粘连、消除痉挛、恢复关节功能。例如，肩周炎患者经过拔罐治疗并配合肩关节的运动后，能够松解关节周围的粘连，消除局部疼痛而痊愈。

总之，拔罐不仅能够强身健体、益寿延年，还可以防治许多疾病。

三、拔罐的适应证和禁忌证

（一）拔罐的适应证

1. 内科疾病

拔罐调理的内科疾病包括感冒、咳嗽、哮喘、心悸、健忘、胃脘痛、呕吐、泄泻、便秘、腹痛、胃下垂、眩晕、胁痛、水肿、遗尿、遗精、阳痿、男性不育、风湿、暑湿、秋燥等。

2. 外科疾病

拔罐调理的外科疾病包括丹毒、疖病、乳痈、脱肛、急性阑尾炎、急性胆绞痛、急性胰腺炎等。

3. 骨科疾病

拔罐调理的骨科疾病包括落枕、颈椎病、腰椎间盘突出症、腰肌劳损、急性腰扭伤、肩周炎、肱骨外上髁炎、坐骨神经痛、肋软骨炎、肋间神经痛、类风湿性骨关节炎等。

4. 妇科疾病

拔罐调理的妇科疾病包括经行先期、经行后期、经行先后无定期、月经过多、经闭、痛经、白带异常、妊娠呕吐、产后缺乳、产后腹痛、阴痒、不孕症、产后大便困难等。

5. 儿科疾病

拔罐调理的儿科疾病包括小儿发热、小儿呕吐、小儿泄泻、小儿厌食、小儿遗尿、腮腺炎等。

6. 皮肤科疾病

拔罐调理的皮肤科疾病包括缠腰火丹、银屑病、斑秃、湿疹、风疹、蛇皮癣、白癜风等。

7. 五官科疾病

拔罐调理的五官科疾病包括睑腺炎、流泪症、沙眼、目痒、目赤肿痛、目翳、远视、近视、视神经萎缩、鼻塞、鼻渊、咽喉肿痛、乳蛾、口疮、牙痛、下颌关节紊乱症等。

8. 其他

拔罐调理还可以防病、美容、强身等。

(二)拔罐的禁忌证

(1)皮肤传染病、皮肤严重过敏者或皮肤破损溃烂者不宜拔罐。

(2)醉酒、过饥、过饱、过渴、过度疲劳者不宜拔罐。

(3)恶性肿瘤、重度心脏病、心力衰竭、活动性肺结核患者不宜拔罐。

(4)紫癜、血小板减少症、白血病、血友病、毛细血管脆性增加等凝血功能差、具有出血倾向的疾病不宜拔罐。

(5)外伤、骨折、水肿、静脉曲张、瘢痕、大血管体表投影处不宜拔罐。

(6)五官、前后阴、乳头、肚脐眼、心搏处及毛发多的地方不宜拔罐。

(7)妊娠妇女的下腹部、腰骶部、乳房及合谷、三阴交、昆仑等穴位不宜拔罐,若在其他部位拔罐,刺激不宜强烈。

(8)精神失常、狂躁不安及破伤风、狂犬病等痉挛抽搐不能配合者不宜拔罐。

第二节　罐具与罐法

罐具种类很多,每种罐具特点不同。罐法,就是拔罐方法,临床上采用什么样的罐法,应根据病情而定。不同的拔罐方法,具有不同的治疗作用,特别是与其他疗法配合应用,其差异则更大。拔罐疗法的功能不仅随拔罐的部位不同呈现双向调节作用,也因机体状态不同而呈双向调节作用,这与针灸疗法同理。因此,合理选择罐法,对提高临床疗效具有重要意义。

一、罐具

(一)常用罐具及特点

1. 抽气罐

抽气罐一般是由有机玻璃或透明工程塑料制成的,形如吊钟,上置活塞便于抽气。其优点是不用点火,不会烫伤,使用安全,可随意调节罐内负压、控制吸力,便于观察等。

2. 玻璃罐

玻璃罐是目前家庭最常用的拔罐器具(图 1.1)。它是由玻璃加工制成的,一般分为大、中、小不同型号。其形如球状,下端开口,小口大肚。其优点是罐口光滑,质地透明,使用时可观察到拔罐部位皮肤充血、瘀血程度,便于掌握情况;缺点是易破碎。

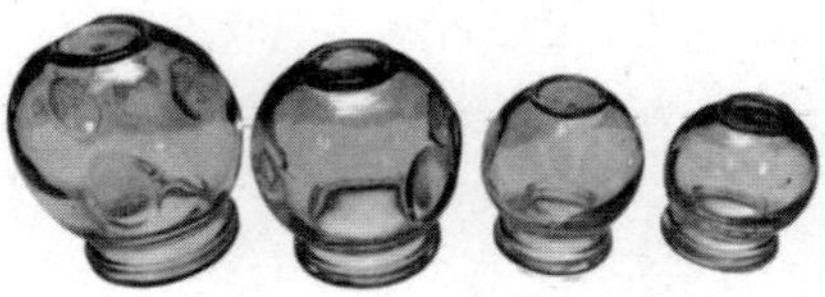

图 1.1　玻璃罐

3. 竹罐

将直径 3～5 厘米的坚实成熟的竹子按节截断，一端留节当底，一端去节做口，罐口打磨光滑，周围削去老皮，做成中间略粗、两端稍细、形如腰鼓的竹罐（图 1.2）。此罐长约 10 厘米，罐口直径分为 5 厘米、4 厘米、3 厘米 3 种。其优点是轻便、廉价、不容易碎。

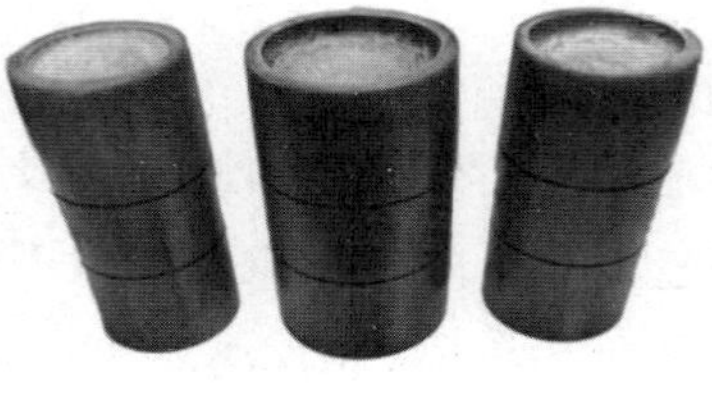

图 1.2　竹罐

4. 陶罐

陶罐由陶土烧制而成，形如石臼，罐口平滑，鼓肚，口底稍细，分为大、中、小 3 种型号。其优点是吸力强；缺点是易破碎，不易观察皮肤的变化。

5. 角质罐

角质罐是用牛角或羊角加工制成的。用锯在牛角或羊角顶尖端实心处锯去尖顶，实心部分需留 1～2 厘米，不可锯透，作为罐底。口端用锯锯齐平，打磨光滑。其优点是经久耐用。

6. 挤气罐

挤气罐常见的有组合式和组装式两种。组合式是由玻璃喇叭筒的细头端套一橡皮球囊构成的；组装式是由装有开关的橡皮囊和橡皮管与玻璃或透明塑料罐连接而成的。其优点是不用点火，不会烫伤，使用安全，方法简便，罐口光滑，便于观察。

7. 金属罐

金属罐多以铜、铁、铝制成，状如竹罐。其优点是不易破碎，消毒便利；缺点是导热过快，成本较高，无法观察吸拔部位皮肤变化，故而现已很少应用。

8. 橡胶罐

橡胶罐是用橡胶制成的，有多种形状和规格。其优点是不易破损，便于携带，不必点火，操作简单，患者可自行治疗；缺点是吸附力不强，无温热感，只能用于吸拔固定部位，不能施行其他手法。

9. 电罐

电罐是在传统火罐的基础上发展而来的一种拔罐工具。随着现代科学技术的发展，电罐的功能发生了很大变化，已经从单纯的产生负压发展到集负压、温热、磁疗、电针等综合治疗方法为一体，负压及温度均可通过电流来控制，而且可以连接测压仪器，以随时观察负压情况。电罐的优点是使用安全，不易烫伤，温度和负压等可以自行控制；缺点是体积较大，成本较高，必须有电源装置才能使用，只适用于拔固定罐。

（二）拔罐的辅助工具

1. 燃料

酒精是拔罐过程中经常要用的燃料。拔罐时，一般要选用浓度为75%～95%（体积分数）的酒精，如果身边没有酒精，可用度数稍高的白酒代替。

2. 消毒用品

拔罐前要准备一些消毒用品对器具和拔罐部位进行消毒，如棉签或酒精脱脂棉球。此外，这些消毒用品在拔罐时还可用来点火，排出罐内空气。

3. 点火工具

（1）火柴或打火机在拔火罐时用于点火。

（2）镊子或止血钳用于拔火罐时夹持酒精棉球。也可以用细铁丝弯成约15厘米长的杆子，一端用纱布包绕一小撮脱脂棉，外用线缠紧，用来蘸取酒精。蘸酒精时以不滴为度，过多则易滴到被拔罐者身上而引起烫伤。

4. 介质

一般的拔罐法可以不用介质，但一些特定的拔罐法需要一些介质作为润滑剂，以防止皮肤擦伤。例如，使用走罐法时，需要用介质润滑，以免擦伤皮肤。常用介质有液状石蜡、按摩乳、甘油、艾灸油、刮痧油、松节油、凡士林、植物油等。若进行刺血拔罐或使用水罐，还应准备消毒液，以及针对病情使用的中草药等。

5. 药物

药物主要用于浸泡罐具或涂抹于患处，以加强拔罐的治疗效果。药物配方主要是根据不同的病情而选择的中草药，一般以具有活血化瘀、行气止痛、清热解毒、温经散寒等作用的药物为主，如桃仁、红花、延胡索、香附、生姜等。

6. 其他用具

在拔罐治疗过程中，有时会用到针罐、刺血罐、药罐，所以操作者还需要备用针具。如果施行针罐法，要准备好毫针；如果施行刺血拔罐法，要准备好皮肤针和三棱针；如果施行药罐法，要准备好煮竹罐用的锅、炉等；如果在骨骼隆起处拔罐，要准备好薄面饼，贴于治疗部位。

二、拔罐前的准备

拔罐前要做好以下准备工作。

1. 检查被拔罐者

首先仔细检查被拔罐者，确定适应证和禁忌证，然后根据实际情况确定拔罐方法。

2. 检查罐具、器材

检查应用的罐具、器材等是否齐备，然后一一擦净，按次序放置好。

3. 施术者和被拔罐者的配合

拔罐前应消除被拔罐者的紧张情绪，向被拔罐者说明施术过程，以解除其恐惧心理，增强其调理信心。拔罐时罐内负压可逐渐加大。在拔罐过程中，施术者应多观察罐内变化和被拔罐者的反应，根据不同情况做出相应处理。操作时，施术者与被拔罐者需相互配合，以提高疗效。

4. 体位

拔罐治疗时间为10～30分钟，所以应选择舒适的体位，以减轻被拔罐者的不适，便于施术。

5. 拔罐部位的选择

腰背部肌肉平坦，且各脏腑在腰背处皆有对应的区域，如肺区、肝区、脾区、胃区、肾区等；同时，在腰背两侧轮流拔罐，不影响工作或休息，并可减少拔罐时的疼痛，故腰背为拔罐的最佳选择区。而头部范围小，胸腹部皮肉嫩，四肢要劳动，所以除非必要，一般不用于拔罐。

6. 器具准备

根据拔罐目的及部位选择适宜口径的罐具，一般口径小、容积大则吸力大，口径大、容积小则吸力小。胸、背、腰、臀、腹、大腿部位和身强力壮、新病痛症者多选大罐；颈、肩、上肢、小腿，以及瘦弱的成年人、老年人、久病重病者，儿童的胸、腹、腰、背、大腿等部位，应选用中罐；头面部、关节部位、掌背、足背，以及体弱多病者，儿童的前臂、小腿、颈、肩等部位，则选用小罐。同时，应检查多功能拔罐器真空枪和罐具阀门等。如果用火罐法，应同时准备燃具[浓度为75%～95%(体积分数)的酒精、棉球]、点火工具(火柴、打火机)和润滑液(以活血润肤油为佳，行走罐法时较常用)。如果采用针罐法、刺血拔罐法等，则选用无菌针灸针、三棱针等。

7. 擦洗消毒

在选好的治疗部位上，先用毛巾浸开水洗净该处，再以干纱布擦干；为防止发生烫伤，一般不用酒精或碘酒消毒。如因治疗需要，必须在有毛发的地方或毛发附近拔罐时，为防止引火烧伤皮肤或造成感染，应行剃毛。

8. 温罐

冬季、深秋或初春，因天气寒冷，拔罐前为避免被拔罐者有寒冷感，可预先将罐放在火上燎烤，或在温水中焐暖。温罐时间以罐子的温度达到和皮肤温度相等，或稍高于体温为宜。

三、拔罐的常用体位

拔罐疗法应根据不同部位的疾病来选择不同的体位，原则上要求体位舒适并能持久，便于施治。拔罐的常用体位有如下几种。

(一)俯卧位

被拔罐者自然俯卧于床上，胸前、颏下可垫以软枕(也可不垫)，踝关节下也可垫以软枕。此体位适用于头项、肩背、腰臀及双下肢后面的拔罐治疗。

(二)仰卧位

被拔罐者自然平躺于床上，上肢平放于体侧或屈曲搭于腹侧，下肢自然分开，膝下可垫以软枕。此体位适用于头、胸腹、上肢内外侧、下肢内外侧及前面部位的拔罐治疗。

(三)侧卧位

被拔罐者自然侧卧于床，下肢屈曲，前臂下可垫以软枕。此体位适用于颈、肩、肋、髋、膝及上、下肢外侧的拔罐治疗。

(四)俯伏坐位

被拔罐者俯首而坐,上肢平放在桌上,暴露颈项及腰背部。此体位适于头后部、肩背及腰部的拔罐治疗。

(五)仰靠坐位

被拔罐者仰首靠坐于椅子上。此体位适用于头面、胸腹及双下肢前面等部位的拔罐治疗。

四、拔罐方法

拔罐的方法很多,概括起来可分为单纯拔罐法与配合罐法。

(一)单纯拔罐法

1. 留罐法

留罐法,又称坐罐法,是指罐吸拔在应拔部位后留置一段时间的拔罐方法,是临床最常用的一种罐法。

(1)适用范围。留罐法主要用于寒邪引发的疾患、脏腑的病变、久病不愈、病位局限固定且较深者,如经络受邪、气血瘀滞、外感风寒、肢体麻木、消化不良、神经衰弱、高血压等病症。

(2)操作要点。凡病变部位较小或压痛点为一点,可用单罐;病变范围广泛,病情较复杂者,用多罐。根据罐具数量不同,又分为单罐留罐法和多罐留罐法两种。后者因罐具距离与罐数不同,又分密排法(罐距＜3.5 厘米)、疏排法(罐距＞7 厘米)。留罐时间一般为 10～25 分钟(不宜超过 30 分钟),小儿和年老体弱者以 5～15 分钟为宜。在皮肤娇嫩细腻、罐吸拔力大、红外线灯照射等情况下,不可留罐时间过长。

用多罐拔罐时,宜采取先上后下和从外向内的顺序;罐具的型号应当是上面小、下面大,不可倒置。

实证多用泻法,单罐用口径大、吸拔力大的;多罐用密排罐法(吸拔力大),吸气时拔罐,呼气时起罐。虚证多用补法,单罐用口径小、吸拔力小的;多罐用疏排法(吸拔力小),呼气时拔罐,吸气时起罐。

留罐法可与走罐法结合使用,即先用走罐法,后用留罐法。

2. 闪罐法

闪罐法是指将罐吸拔在应拔部位后随即取下,如此反复一拔一起的一种拔罐法。一般多用于皮肤不太平整、容易掉罐的部位。排气的方法多用闪火排气或水煮(药煮)排气法。

(1)适用范围。闪罐法适用于风邪为主的疾病,如外感风寒、肌肉痿软、肌肤麻木、疼痛、病位游走不定、功能减退的虚弱病症及脑卒中后遗症等。由于此法不会在皮肤上留下瘀斑,所以较适合在面部使用。通过反复拔、起,使皮肤反复地紧、松,反复地充血、不充血、再充血,形成物理刺激,对神经和血管有一定的兴奋作用,可增加细胞的通透性,改善局部血液循环及营养供应,适用于治疗肌肉萎缩、局部皮肤麻木、酸痛或一些较虚弱的病症。

(2)操作要点。待罐吸住后,取下重拔,反复拔至皮肤潮红,或连续拔 30 次左右。采用闪罐法操作时注意罐口应始终向下,棉球应送入罐底,棉球经过罐口时动作要快,避免罐口反复加热以致烫伤皮肤。操作者应随时掌握罐体温度,如感觉罐体过热,可更换另一个罐继续操作。

3. 走罐法

走罐法又称推罐法、拉罐法、行罐法、移罐法、滑罐法等,是指在罐具吸拔住后,再反复推拉、移动罐具,扩大施术面积的一种拔罐方法。此法兼有按摩作用,在临床中较为常用。一般用于治疗病变部位较大,肌肉丰厚而平整的部位,或者需要在一条或一段经脉上拔罐的情况。

(1)适用范围。走罐法适用于面积较大、肌肉丰厚的部位,如脊背、腰臀、大腿等处。经络气血不通、脏腑功能失调、风寒湿邪侵袭等造成的病症,如外感、皮痹、高血压、胃肠功能紊乱、心悸、失眠、寒湿久痢、坐骨神经痛、痛风、肌肉萎缩等皆适用。

(2)操作要点。操作前,先在应拔部位皮肤上和罐口(以玻璃罐为佳)涂一些润滑油,待罐具吸拔住之后,拔罐者用双手扶住罐底,用力在应拔部位将罐上下或左右缓慢地来回推拉旋转移动。操作时应注意根据病人的病情和体质调整罐内的负压,以及走罐的快、慢、轻、重。罐内的负压不可过大,否则走罐时由于疼痛较剧烈,病人无法接受;推罐时应轻轻推动罐体后边,用力要均匀,以防火罐脱落。一般腰背部宜沿垂直方向上下推拉;胸肋部宜沿肋骨走行方向平行推拉;肩部、腹部宜旋转移动;四肢部宜沿长轴方向来回推拉。需加大刺激量时,可在移动过程中,将罐具向下重按。以应拔部位出现紫红色为度。根据病情不同，宜采用不同的走罐手法。常用走罐操作手法有以下 3 种。

①轻吸快推术：使皮肤隆起 3～4 毫米，以每秒约 60 厘米的速度推罐，以皮肤微微潮红为度。外感每 3 小时施术 1 次，一般 1～3 次见效；皮痹、麻木证、末梢神经炎则需每日施术 1～2 次，多在 6～10 次后见效。

②重吸快推术：使罐内皮肤隆起 6～8 毫米，以每秒约 30 厘米的速度推罐，以皮肤紫红色为度。每日 1 次，每次 3～5 分钟，10 次为 1 个疗程。常用于某些经脉、脏腑功能失调的疾病。

③重吸缓推术：使罐内皮肤隆起约 8 毫米以上，以每秒 2～3 厘米的速度推罐，以皮肤紫红色为度。每日 1 次，每次 3～5 分钟，10 次为 1 个疗程。常用于沉寒痼冷、积聚、经脉气血阻滞、筋脉失养等病症，如寒湿久痢、坐骨神经痛、痛风及肌肉萎缩等。此法刺激量在走罐中最大。

操作时，在排气后应立即走罐，不能先拭探是否拔住，否则不易移动。实证可用逆经走罐法，虚证多用顺经走罐法。

此外，寻找隐而不显的病理反应点时，可先行走罐法，使之呈现出来后，再用挑刺拔罐法，对于气管炎、哮喘、慢性肾炎、慢性肠炎、原发性高血压病、肺炎、盆腔炎、顽固性鼻出血等病有良好疗效。

4. 响罐法

响罐法是指在罐具吸定后，稍加推拉或旋转随即用力将罐具拔下，发出“啪”的响声的一种拔罐方法。反复吸拔，重复操作多次，以皮肤潮红或呈紫红色为度。此法与闪罐法功效相同。

(1)适用范围。应用范围广，凡在局部较小面积拔罐的所有病症，都可采用响罐法。

(2)操作要点。罐具吸拔在应拔部位后，即稍推拉或旋转，随即用力将罐具取下重拔，反复操作多次，至局部皮肤潮红或紫红色为度。每日 1 次。

5. 提罐法

提罐法是指先将罐吸拔于皮肤上，然后反复轻柔均匀地提拉火罐，直至皮肤出现瘀血点为止的拔罐方法。

(1)适用范围。提罐法常用于腹部，对胃脘不适、消化不良、小儿疳积、泄泻、痛经等症有较好疗效。

(2)操作要点。操作时，提按罐体的力量应逐渐增大，以罐体不脱离肌表为度，如此反复提拉 20～30 次。此法可使罐体内吸附的肌肤上下振动，以增加拔罐功效;振荡相应经络腧穴,可以促进脏腑气血运行,振奋五脏六腑。

6. 摇罐法

摇罐法是指先将罐吸拔于皮肤上,然后手握罐体,有节奏、均匀地摇动或来回转动20～30次的拔罐方法。操作时,动作要平稳,用力要柔和,从而增加对穴位或皮肤的刺激量,促进血液循环,增强治疗效果;手腕要放松,力量要柔和适度,动作要协调均匀,切忌过快与生硬,以被拔罐者感觉放松、舒适、能耐受为度。

7. 转罐法(又称旋罐法)

转罐法是指在罐具吸定以后,用手握着罐体,慢慢地使罐体向左水平旋转90°～180°,然后再向右水平旋转90°～180°,一个左右转动为1次,反复旋转10～20次的拔罐方法。转罐法扭转力较大,可造成更大的牵拉,比摇罐法的刺激更强烈,可放松局部肌肉组织,促进气血流动,增强治疗效果。操作时,须在施术的肌肤上涂抹拔罐润肤油或水剂,手法要轻柔,以被拔罐者能忍受为度,忌用强力。

(1)适用范围。多用于软组织损伤、腰肌劳损等深部无菌性炎症所致的局部疼痛的治疗。由于转罐法对穴位或皮肤能产生更大的牵拉刺激,因此能够加强血液循环,增强治疗效果。

(2)操作要点。操作时手法宜轻柔,转罐宜平稳,防止掉罐。转动的角度要适中,角度过大被拔罐者不能耐受,角度过小则无法达到刺激量。注意罐口应平滑,避免转动时划伤皮肤。

转罐法可与走罐法配合应用,在皮肤上涂抹适量的润滑油可减轻疼痛。

8. 温罐法

温罐法是指在罐具吸定后留罐的同时,在治疗部位上加用红外线灯、白炽灯、周林频谱仪等照射,或用艾条温灸患部及罐体四周的拔罐方法。温罐法兼有拔罐和热疗的双重作用,既可提高疗效,又可防止被拔罐者着凉,多在寒凉潮湿的季节使用,或用于虚寒、湿寒等病症。

(二)配合罐法

配合罐法是指拔罐与其他疗法相结合的一种方法,常见的有以下几种。

1. 拔罐与水配合

水罐法是指拔罐与水配合应用的拔罐方法。水罐法多用于外感风寒、高热无汗、咳嗽、胃痛、风湿痛、腰痛等病症。水罐，以取用竹罐为多。罐具的型号大小，可按病情和部位选用。根据用水途径的不同，分为储水罐、水煮罐和水蒸气罐，均用留罐法，或与走罐法、灸罐法、按摩罐法配合应用。

(1)储水罐。常分为有底罐、无底罐和橡胶罐 3 种。

①有底罐：先在罐内(宜用玻璃罐和陶瓷罐)加入 1/3～1/2 的温水，将纸片或扯成棉花绒样的一小块脱脂棉放在近罐口处点燃，在火焰旺盛时投入罐内，并将罐迅速地扣在应拔部位。若应拔部位不在侧面，操作者手法又不十分熟练时，应先设法使被拔罐者的应拔部位调整为侧位再拔罐(以免拔罐时水液溢出)，待吸拔住后，再恢复到舒适体位。

②无底罐：罐是空底(即无底)，罐口用橡皮盖盖住。将罐扣在应拔部位，按紧；用注射器吸取水或药液、生理盐水(温水亦可)20～40 毫升(约半瓶)注入水罐内后，再用注射器吸出瓶内空气至产生负压吸紧皮肤，然后用止血钳夹住针孔口，留置 10～15 分钟或 20～30 分钟后起罐。亦可在抽气罐内加入 1/3～1/2的温水后，将罐底紧压在应拔部位，按抽气排气法，将罐吸拔在应拔部位。此法多用于高热无汗、慢性胃炎、支气管哮喘、慢性荨麻疹、腰肌劳损、腰椎关节功能紊乱等病。

③橡胶罐：先在罐内加入 1/3 的温水，把被拔罐者的应拔部位调整至合适的倾斜度，再按挤压拔罐法使罐具吸拔住，随后恢复至舒适体位。

(2)水煮罐。宜用竹罐。先用竹罐放在沸水内煮 3～5 分钟(不宜超过 5 分钟)，再用筷子或镊子将罐夹出(罐口要朝下)，甩出水液，并迅速地用折叠的消毒湿毛巾捂一下罐口(可吸去水液，降低罐口温度，并保持罐内的热气)，然后迅速将竹罐扣在应拔部位。扣罐后，手持竹罐按于皮肤约半分钟，使之吸牢。

(3)水蒸气罐。水蒸气罐是用沸水形成的蒸汽熏蒸罐内而产生罐内负压的拔罐方法。宜用竹罐。先用水壶盛半壶水，壶嘴上套一根橡皮管(30～50 厘米长)，然后将水壶置于旺火上，待水蒸气从橡皮管大量喷出时，将罐口对准喷气口套入 2～3 秒，随即取下，并迅速扣在应拔部位，按压约半分钟，使之吸牢。

2. 拔罐与灸法配合

拔罐与灸法配合是指拔罐配合艾灸的一种治疗方法。凡属寒实证、虚寒证多用之，效果颇佳。目前，常用的有两种方法：第一种是拔罐后，再加用艾灸法灸之；第二种是罐灸同用。罐灸同用时，一般用艾灸罐置于需灸治的部位(个别部位放不稳，可与被拔罐者协同固定)，点燃艾炷，罐中温度以被拔罐者能耐受为度。如被拔罐者感觉温度太高，可将盖子适当打开以散热，或将灸罐位置稍加移动。其原理是利用罐具扣拔，使热力下达至皮肤，同时罐被吸住，而达到双重治疗作用。

3. 拔罐与按摩配合

拔罐与按摩配合是指拔罐配合按摩的一种治疗方法。常用方法有两种：第一种是以罐代手按摩，在用闪罐法拔罐前后，用温热的罐进行按摩，这是一种以摩擦热熨产生物理作用为核心的方法，又称熨摩罐法；第二种是拔罐前后配合按摩疗法。拔罐与按摩配合应用，可起到双重治疗作用，有增强拔罐效用之功。

4. 拔罐与药疗配合

拔罐与药疗配合是指拔罐时或拔罐前后配合药治应用的一种拔罐方法。随用药途径不同而分为药煮罐、药蒸气罐、药酒火罐、储药罐、涂敷药罐、药面垫罐及药走罐等。本法可根据需要，选用不同罐具，也可与针罐法、走罐法、按摩罐法等综合应用。此法适用范围广、疗效高，具有拔罐与药治的双重治疗效果。

应用药罐法要根据病情需要选用相应的药物(以辨证用药为佳，或常规用药)。用药要随证而定，辨证处方。

(1)药煮罐法。将选好的对症方药装入布袋内，放入锅中(锅以大砂锅、陶瓷锅、搪瓷锅为首选，不宜用铜锅、铁锅)，加水煮沸一段时间(煮沸时间依病情需要而定，如治疗外感的药物可煮沸几分钟，甚至用开水冲一下即可；舒筋活血的药须煮沸约 30 分钟)。扣罐后，手持竹罐按压约半分钟，使之吸牢。如系外感病症可选用下列药方。

①煮药罐方之一：羌活、独活、紫苏、艾叶、石菖蒲、白芷、防风、当归、甘草各 1.5 克，连须大葱头 60 克。用清水 5 000 毫升，煮沸腾 3 次以上后备用。

②煮药罐方之二：薄荷、荆芥、桑叶、菊花、连翘、金银花、牛蒡子、陈皮、杏仁、丹参、甘草各 9 克。用清水 5 000 毫升，煮沸腾 3 次以上后备用。

(2)药蒸汽罐法。将选好的药物水煮至沸，然后按水蒸气罐法施治。随证选用药方，亦可用上述煮药罐方。

(3)药酒火罐法。以药酒滴入罐内，拔火罐。

(4)储药罐法。除以药液代替水储于罐内之外，操作同储水罐法。

(5)涂敷药罐法。涂敷药罐法是指拔罐前后或拔罐时，在应拔部位涂敷药乳、药酒、药糊、药膏等的拔罐方法，用留罐法拔罐。常用涂敷药方如下。

①参龙白芥膏：白芥子、细辛、甘遂、吴茱萸、苍术、青木香、川芎、雄黄、丁香、肉桂、皂角各 10 克，红参 1 克，共研细末，每 10 克用海龙 1 条，麝香、冰片各

少许。加鲜生姜汁适量调成膏糊状，用少许涂敷应拔部位。

②三黄解毒液：黄芩、黄连、生大黄、栀子、蒲公英、蚤休、生甘草各 9 克，水煎成 30%药液，再加入樟脑 3 克和冰片 1.5 克，溶化后备用。用此药液涂搽应拔部位或患处，凡热毒诸证均可用之。

(6)药面垫罐。药面垫罐是将药面垫置于应拔部位再拔罐的一种治疗方法。将选好的药物共研细末，取适量药末用水调匀涂敷；或在面粉中加药末(比例约为 1∶2)制成药面垫，置于应拔部位。用留罐法拔罐。

(7)药走罐法。药走罐法是以药液、药乳、酒、药油等作为走罐润滑剂的拔罐方法。本法可根据需要与针罐法、按摩拔罐法等综合运用。

5. 拔罐与针刺配合

(1)拔罐与针刺先后使用。拔罐与针刺先后使用是指在拔罐前后配合针刺的方法。本法具有针刺与拔罐的双重治疗作用，其适用范围及疗效都明显超过单独应用拔罐法。对重症及病情复杂的被拔罐者尤为适用。此法有广义和狭义针罐法两种。广义针罐法包括拔罐配合毫针、电针、指针、梅花针、三棱针、挑治、割治、激光针等针法；狭义针罐法则仅指毫针与拔罐配合应用的一种方法。这里系指后者而言。在拔罐前、拔罐后、拔罐前后或连续两次拔罐间隙应用。一般先用毫针刺入，得气后立即出针，或留针 10～15 分钟再出针，出针后再拔罐。也可先拔罐后配合针刺。均用留罐法拔罐。此法宜用玻璃罐。

此外，配合指针，多用于小儿疾病；配合火针，多用于痈疽疖肿、甲状腺肿大、淋巴结核等病症；配合电针，可用于一些顽固性疾病。

(2)拔罐与留针同时应用。先用毫针在应拔部位(穴位)中心垂直刺入，得气后即行拔罐，故称留针拔罐法。此法用玻璃罐。适用范围很广，其疗效比单用拔罐法显著。

(3)拔罐与刺血配合。拔罐与刺血配合是指拔罐与刺络放血方法配合应用的方法。此法为临床所常用，而且适用范围广，见效快，疗效好。该方法适用于病程短、症状较重、表现亢奋，具有红、热、痛、痒等表现的实证、热证，如脑卒中、高血压、昏迷、中暑、急惊风、高热、头痛、咽喉肿痛、目赤肿痛、急性腰扭伤、腰腿疼、风湿痛、肌肉劳损、神经性皮炎、皮肤瘙痒、睑腺炎、疖肿、丹毒等症均可用之。虚寒体质者一般不用此法。

一般常用三棱针在应拔部位刺破放血，也可用小针刀、注射针头、缝衣针等刺划之。常用的刺法有以下几种。

①缓刺：适用于肘窝、腘窝等部位放血。

②速刺：适用于四肢末端十二井穴和十宣穴等穴位放血。

③挑刺：用三棱针挑破细小静脉，挤出少量血液（1～3 滴），适用于背部和耳后等处。

④围刺：围绕病痛区、肿处四周点刺放血。

⑤丛刺：用三棱针在某一较小部位多次点刺，使之微出血。

⑥散刺：又称豹文针，用于面积较大的部位，进行循环点刺，刺至皮肤发红充血为度。

采用上述某一种刺法后，立即进行拔罐。一般要用火罐或药罐，酌情留罐或闪罐法（以玻璃罐为宜）。

(4)拔罐与梅花针叩刺配合。先用梅花针叩刺至皮肤发红，再行拔罐。一般多采用火罐或药罐扣拔（以玻璃罐为宜），酌情留罐、闪罐或走罐法。此法适用于取穴面积较大（如肩、背、腰、腹部）或取穴较集中的部位。适用范围较广，具有拔罐和梅花针叩刺的双重治疗作用，故治疗效果颇佳。

五、起罐

起罐是拔罐疗法过程中的最后一种操作方法。根据使用罐具、排气方法不同，一般分为手工起罐法和自动起罐法两种。

(一)起罐方法

1. 手工起罐法

手工起罐法为临床所常用。常规手法是用一手轻按罐具向左倾斜，另一手以拇指按住倾斜处的皮肤（肌肉），使罐口与皮肤之间形成空隙，让空气进入罐内，吸力就会消失，则罐具自落。切不可硬拉或旋转罐具，以免损伤皮肤。

2. 自动起罐法

凡有自动起罐装置的罐具，起罐时，先卸掉气嘴上的螺丝帽，再抽气门芯，使空气从气嘴进入罐内则罐自落。

(二)起罐时间

起罐时间要依据病情的需要而定。如果遇到被拔罐者紧痛感特别难受，就可以提早起罐。如果被拔罐者感觉舒适，则按要求时间起罐。

必须注意罐法，如用储水罐或储药罐时，应拔部位为水平面。如被拔罐者为俯卧位，在其背部拔罐时，应先将其拔罐部位调整为侧位后再起罐，也可在罐的一侧涂少量温水。如腰部拔罐时，在腰的左侧或右侧涂水，然后将罐移向涂水的一侧，使其罐口从朝下的方向转为朝上再起罐。用注射器抽气罐、空气吸筒抽气罐起罐时，可向罐内注入空气，则罐具自落。用挤压罐起罐时，用力挤压罐具，则负压消失，罐具自落。

（三）起罐顺序

在起多个罐具时，要按拔罐先后顺序而定，原则是先拔先起，后拔后起，还要注意上下顺序，如在背部拔多个罐时，应按先上后下起罐。这样起罐，可防止发生头昏脑涨、恶心呕吐等不良反应。

（四）起罐后的局部处理

起罐后，用消毒纱布（或干棉球）轻轻拭去罐斑处的小水珠、润滑剂、血迹等。若被拔罐者感到局部绷紧或不适，可适当揉按一下；若皮肤干皱，可涂些植物油或凡士林。若配合割治、挑治时，起罐后宜用消毒敷料覆盖伤口，以防感染。如拔治疮痈时，常会拔出脓血，应预先在罐口周围填以脱脂棉或纱布，以免起罐时脓血污染衣服、被褥等，起罐后，擦净脓血，并对伤口进行适当处理。起罐后，若拔罐部位有痒感，嘱被拔罐者切不可搔抓，以免感染。罐斑处的发绀色，可于几天内消失，不必顾虑。若皮肤出现水疱，可让其自行吸收，或用消毒针或针灸针刺破，再用医用消毒棉球擦干，然后在局部涂些甲紫。使用先针灸后拔罐法吸附部位出现针孔出血时，可用医用消毒棉球在局部按压止血。

起罐后，应嘱被拔罐者适当休息一下，以缓解疲乏。忌当风口，以防外邪侵袭。天寒时，应让体弱者注意拔罐（吸附）部位的保暖，以免感染风寒。拔罐后10小时内拔罐吸附处皮肤忌沾凉水。起罐后应让被拔罐者饮用适量矿泉水或温凉水，以补充津液，增强活血通络、托毒外透之功效。

六、拔罐疗法的操作要点

（一）检查询问

拔罐操作前，应认真检查和询问被拔罐者，以确定是否有禁忌证，并根据病情确定诊治方案。然后让被拔罐者取适当的体位，暴露拔罐部位，对穴位进行擦洗消毒（有汗液的用纸巾拭干）。

(二)拔罐时间

拔罐时间原则上应根据被拔罐者的健康状况、体质、年龄等因素和拔罐手法的不同(如闪罐、留罐、走罐)而变化。一般拔罐时间以 5～20 分钟为宜。若以罐体大小来说,罐体大者拔罐时间应稍短,为 5～10 分钟;罐体小者拔罐时间应稍长,为 15～20 分钟。若以年龄来说,青壮年拔罐时间可稍长,老年人或儿童拔罐时间可稍短。若以体质来说,体质健壮、肌肉丰满者拔罐时间可稍长,体虚、瘦弱者拔罐时间可稍短。若以病情来说,病重、疼痛、慢性病者拔罐时间可稍长,病轻者拔罐时间可稍短。若以拔罐手法来说,留罐手法时间可稍长,走罐手法次之,闪罐手法应稍短。

(三)拔罐次数与疗程

拔罐次数与疗程主要根据被拔罐者的健康状况、体质,拔罐后皮肤的颜色变化而定。常规治疗一般每日或隔日拔罐 1 次,6～10 日为 1 个疗程。有慢性病或拔罐后皮肤出现红、紫、黑斑者可 3～5 日拔罐 1 次,或待皮肤红、紫、黑斑完全消退后再拔罐。若为需要尽快治疗的疾病(如感冒发热、急性胃肠炎),可轮换穴位进行拔罐,每日拔罐 1～2 次。

七、拔罐疗法的注意事项

(1)拔罐需要选择卫生干净的环境,避风寒。若患者处于过饥、过饱、酒后、十分疲劳的情况下,则应调整饮食,待休息后再拔罐。

(2)拔罐时,被拔罐者要取舒适且能充分暴露局部的体位,并根据拔罐目的需要和部位选择不同口径的罐具,以免吸拔时漏气脱落。留罐过程中,要求被拔罐者保持不动或活动范围不能太大。

(3)需配合其他刺激法(如针刺等)时,应注意消毒器具与局部皮肤。

(4)若拔罐数目多,则罐具间的距离不宜太近,以免牵扯皮肤引起疼痛或因互相挤压而导致罐具脱落。

(5)拔罐时和留罐中要注意观察被拔罐者的反应和罐内的变化情况,若发现被拔罐者有不适感应立即起罐,一般片刻后即可恢复;反应严重者可让其平卧,给予保暖,并饮热开水或糖水,还可揉按内关、合谷、太阳、足三里等穴。

(6)起罐时,一手持罐底稍用力倾斜,另一手食指或拇指轻压罐口边缘的皮肤,使空气进入罐内,罐体即可脱落。操作时动作宜轻缓以减少疼痛,切忌用力拉扯或旋扭罐体。

(7)若因留罐时间过长而出现烫伤，应注意保持烫伤部位的洁净，小水疱可任其自行吸收；若水疱较大或皮肤破损，则可用消毒细针挑破水疱，放出液体，再消毒即可。

八、拔罐疗法的优点

(一)经济方便，实用安全

拔罐疗法治疗疾病不需要用特殊的仪器设备，只要有专用罐具即可操作；如无专用罐具，居家使用的茶杯、酒杯或罐头瓶也可操作。拔罐的操作方法十分简单，即便不懂医学知识，只要掌握好要领，同样可以疗疾治病，取得意想不到的效果。此外，拔罐疗法一般不会出现医疗危险和毒副作用，只要把握好注意事项和禁忌证，被拔罐者可在无任何痛苦的情况下获得治疗，实用安全。

(二)多种罐法，灵活运用

拔罐疗法用具简单，操作方便，而且不同的方法具有不同的治疗效果：闪罐法，祛风镇痛；留罐法，散寒祛湿；走罐法，活血理气；水罐法，温经散寒；刺血拔罐法，祛瘀化滞，消肿散结；药罐法，祛风散寒，通经活络，活血化瘀，安神镇痛。因此，临床施治时可根据需要灵活运用，以达到最佳的治疗效果。

(三)操作简便，应用广泛

拔罐疗法操作简便，易学易懂，特别适合家庭保健和自我保健。此外，由于拔罐疗法来自民间，并经过医家和百姓长期防病治病的实践和总结，其适用范围不断扩大，能治愈的疾病日益增多。

(四)作用迅速，疗效显著

拔罐疗法无论对于急性病还是慢性病都有较好的疗效，急性病有时只需拔1～2次就能明显见效；即便是慢性顽固性疾病，治疗1～2个疗程也可缓解症状。因此，拔罐疗法的疗效是被大家认可的，是一种百姓喜爱、医生喜用、作用迅速、疗效显著的中医外治法。

第三节　拔罐的常见反应及处理

在拔罐过程中，拔罐区必然会出现一些反应，最常见的反应包括正常反应和异常反应。

一、正常反应及诊断

（一）拔罐的正常反应

将罐吸附于施治部位，由于罐内的负压吸拔作用，局部组织可隆起于罐口平面以上，被拔罐者会觉得局部有牵拉、发胀感，或感到发热、发紧、凉气外出、温暖、舒适等。有的病症立即或渐渐减轻，甚至完全消失。当然，上述感觉并非全部出现，依被拔罐者的健康状况和体质不同，其反应亦不同，出现的多寡显隐有别。留罐时间长短或拔罐操作方法不同，如闪罐、走罐等，其反应程度亦不尽相同。起罐、走罐后，治疗部位出现潮红或紫红或紫红色疹点等，均属拔罐疗法的治疗效应，是疾病趋向好转的征兆，维持一至数天，保留时间越长越好，然后可自行恢复，无须做任何处理。

（二）拔罐的反应用于诊断和辅助诊断疾病

根据拔罐区域的反应情况，可用来进行诊断和辅助诊断疾病。

(1)出现水疱、水肿、水气过多者，提示患湿气证。

(2)出现深红、紫黑或丹痧（小点状、紫红色疹子），或触之微痛兼见身体发热者，提示患热毒证。

(3)身体不发热者，提示患瘀血证。

(4)皮色不变，触之不温者，提示患虚寒证。

(5)微痒或出现皮纹，提示患风证。

(6)如采用刺血拔罐法，吸出的液体又可表现出不同的病情。一般认为，鲜血显示病情较轻，黑血或瘀块显示瘀阻较重，黄水显示湿热证，清水显示寒湿，而血水往往出现在治疗的开始阶段或疾病即将痊愈阶段。根据出血量的多少，也可判断病情的轻重及转归。有些被拔罐者开始治疗时，出血量少甚至不出血，这是瘀血阻塞严重或风气盛的表现，随着治疗次数的增加，瘀血逐渐被吸出，出血量才逐渐增多，但随着病情的好转，出血量又会逐渐减少，直至吸不出血。

（7）拔罐区若出现微细出血，可作为诊断发疹性疾病（如麻疹、风疹、猩红热、斑疹伤寒等）的依据之一。

（8）若出现印痕黑紫，其中有出血之紫斑，且多相互重叠，则为斑疹伤寒的阳性反应。

（9）若出现很多大水疱，提示有水液潴留，有水肿征兆。

（10）呈现粉红色或无色斑，提示患有神经痛或高血压。

（11）呈现深紫色斑，且在紫红色斑的印痕中间出现黑褐色斑纹者，提示患有肌肉风湿症和类风湿关节炎，通过治疗（拔罐），这些印痕或斑纹逐渐减少，则提示病情减轻、好转或痊愈。

二、异常反应及处理

（一）晕罐及处理

1. 晕罐的表现及原因

在拔罐过程中，被拔罐者出现头晕、心慌、恶心、呕吐、冒冷汗、面色苍白、呼吸急促、脉细数等症状，甚至引起昏厥等反应时，称为晕罐。引起晕罐的原因一般是被拔罐者虚弱，或饥饿、疲劳、精神紧张，或置罐于禁忌部位等。一般而言，单纯拔罐引起晕罐者极为罕见，只有在施行针罐法和刺血拔罐法时才偶有发生。

2. 晕罐的处理

应及时取下罐具，使患者平躺，取头低脚高体位。轻者喝些开水，静卧片刻即可恢复。重者可用卧龙散或通关散吹入鼻内，连吹 2～3 管，打喷嚏数次后，神志即可清醒；或针刺百会、人中、中冲、少商、合谷等穴；必要时注射可拉明、安息香酸钠、咖啡因等中枢兴奋剂。如果拔罐前做好解释工作，消除病人的恐惧，详细了解病人的情况，晕罐是完全可以避免的。

（二）局部异常反应及处理

1. 异常反应表现及原因

上罐后，被拔罐者即感到局部非常紧张、疼痛、灼辣难忍，数分钟即起水疱；或在拔罐处局部的远端有发凉、发麻、疼痛等感觉，属于局部异常反应。引起局部异常反应的原因大致有以下几个方面。

(1)被拔罐者心理反应过度,过于紧张。

(2)罐具型号选择不当,吸力过大。

(3)操作时失误,明火未灭;或温度过高,灼伤皮肤;或皮肤本来就有伤口。

(4)所涂药物的刺激性过强。

(5)罐口边缘过薄(指代用罐具)或不平滑,有沙粒状凸起或凹缝凸痕;或患者皮肤干枯松弛(如老人),上罐时可能旋转了手腕(旋罐),使皮肤出现皱褶。

(6)吸罐时间过长,局部瘀血形成过多,隆起明显。

(7)局部有潜在的较大动脉分布(如股动脉搏动处),由于吸力作用,局部软组织紧张,动脉受压而使血液循环受到影响,于是远端的组织发生出血、缺血,出现发麻、发凉、疼痛等反应。

2. 异常反应的预防及处理

(1)异常反应的预防。要认真检查罐具质量,不符合要求的弃之不用。要严格遵守操作规程,在被拔罐者饥饿、疲劳、精神紧张时或酒后不要施术,尤其不要在反应敏感的穴位(如合谷、太冲等穴)施术。环境温度要适宜,不要太低,以免被拔罐者产生寒冷感。上罐后,要多询问被拔罐者的感觉,多观察罐内皮肤的变化情况和被拔罐者的表情,随时注意调整拔罐手法。

(2)异常反应的处理。①若局部皮肤起水疱,应立即起罐。起罐后消毒,并加以包扎,以预防感染。②在施行针罐法时,若针口过于胀痛,或酸胀痛感向他处传导而难以忍受时,应立即起罐,调整针的深度或刺向(角度),待反应减轻后再进行拔罐。③出现晕罐时,切勿惊慌失措,应先把被拔罐者的衣扣解开,给其喝热开水,并注意保暖。

若仍未缓解症状,应立即起罐,让被拔罐者去枕平卧。若反应继续加重(如昏厥、低血压等),可使被拔罐者取头低脚高位,同时以指甲缘切按被拔罐者人中或十宣穴,或用指尖揉按其合谷、内关、足三里等穴。对出冷汗多或冷汗不止者,可用艾条温灸涌泉或百会穴。经上述方法处理后,倘若仍昏厥、低血压,应考虑使用中枢神经兴奋剂或输液,必要时可送医院抢救。

三、拔罐的常见误区

(一)拔火罐后马上洗澡

很多人喜欢在浴池里拔罐、洗澡,洗完澡拔罐,拔完罐再洗澡,感觉很舒服。

但是拔罐和洗澡的顺序需要特别注意，可以洗完澡后拔火罐（洗完澡后，毛孔张开，此时拔罐利于毒素排出），但是绝对不能在拔罐之后马上洗澡。

拔火罐后，皮肤处于充血、毛细血管通透性增加的状态下，非常脆弱，这个时候洗澡很容易导致皮肤破损、发炎。如果洗澡的水温过凉或者洗冷水澡，由于皮肤处于一种毛孔张开的状态，很容易受凉，所以拔火罐后一定不能马上洗澡。

（二）拔罐时间越长效果越好

不少人觉得拔罐时间越长效果越好。有的人认为拔出水疱来才能体现拔火罐的效果，尤其是老年人持这样观点的比较多。其实，拔火罐时要根据火罐大小、材质、负压的力度不同调整所需的时间。一般以从点火上罐到起罐不超过 10～20 分钟为宜。若罐大、吸拔力强时，可适当缩短留罐的时间，以免起疱。拔大罐的主要原理在于负压，而不在于时间，如果说在负压很大的情况下拔罐时间过长，直到拔出水疱，这样不但会伤害到皮肤，还可能会引起皮肤感染。

（三）同一位置反复拔

同一个位置反复拔，认为这样才能拔出效果，这也是拔罐认识上的误区。其实这样做会对皮肤造成损坏，使皮肤红肿、破损等。正确的做法是，可以在多个位置拔，以增加治疗效果。

（四）有事没事，经常拔罐

拔罐法虽具有防治疾病功效，但一般主张必要时才应用。如果身体健康，年轻力壮，不主张经常拔罐。身体功能各方面都正常，也没什么不适，就不需要经常拔罐。如果拔罐用于保健，一般为减轻劳累后的肌肉酸痛，最好一周不超过 3 次。

第四节　拔罐与腧穴

在临床上，要想正确运用拔罐治疗疾病，必须先掌握腧穴的定位、归经、主治等基本知识，再通过拔罐刺激身体特定的穴位来调整经络和内分泌，加强脾肾，扶正祛邪，以达到养生祛病的效果。

取穴是根据健康状态选取穴位进行治疗的方案，可单用一穴（或阿是穴、患处、病理反应点），也可用多穴配伍。在进行穴位拔罐时可遵循局部取穴与循经取穴、辨证取穴与异向取穴、对症取穴与病理反应点取穴、中西医相结合取穴的原则。

一、局部取穴与循经取穴

局部取穴又称邻近取穴，是指在疾病的局部和邻近部位取穴，包括阿是穴和病理反应点。

循经取穴包括本经、表里经、同名经和特殊穴位（即特定穴）的取穴。

二、辨证取穴与异向取穴

辨证取穴指按循经取穴，并依据每穴的主治范围进行辨证取穴的方法。

异向取穴指按上下、左右和交叉取穴的方法，具体为：

（1）上病下取，下病上取。例如，胃脘痛取足三里、内庭穴，牙痛取合谷穴，下肢瘫痪取肾俞、关元俞、秩边穴，手指无力取肩髃、曲池穴。

（2）左病右取，右病左取，通常称为健侧取穴法。

（3）交叉取穴。例如，右踝关节扭伤，可在左腕关节处取穴。此法对于四肢疼痛性疾病尤为适用。

三、对症取穴与病理反应点取穴

1. 对症取穴

对症取穴一般包括以下几种。

（1）按穴位特性取穴，如“或针风，先向风府、百会中。或针水，水分挟脐上边取”（《行针指要歌》），采用的是穴位对全身性疾病的治疗作用。

（2）根据具体症状取穴，如高热取大椎穴，心悸取内关穴。

（3）根据经验取穴，如胆囊疾病取胆囊穴，落枕取悬钟穴，带下症取带脉穴，乳房疾病取乳根穴，头痛取太阳穴，感冒取大椎穴，牙痛取颊车穴，腹痛取神阙穴（肚脐），等等。

（4）其他。可根据病情，选择有特殊治疗作用的穴位（特定穴）。

2. 病理反应点取穴

病理反应点取穴不仅对疾病的治疗有意义，对疾病的诊断也有很大的临床意义。可按经脉循行规律的分布区域在疾病相对应的部位体、表皮部寻找出病理反应点或压痛点。脏腑病变多在相对应的背腰部出现病理反应点。专家提出的“背腰三部区”可作为临床寻找病理反应点的借鉴，其划分与适应病症如下。

(1)肩背区。约第7颈椎棘突下至第7胸椎棘突下的肩背部区域。多用于治疗心、肺及有关组织器官的病症，胸背部、头面部病症，上肢疼痛、麻木及运动障碍等。

(2)腰背区。约第7胸椎棘突下至第1腰椎棘突下的背腰部区域。多用于治疗肝、胆、脾、胃、大肠、小肠、三焦及有关组织器官的病症，上腹部、背腰部病症。

(3)腰骶区。约第1腰椎棘突下至长强穴的腰骶部区域。多用于治疗肝、肾、膀胱、大肠、小肠及有关组织器官的病症，并可作为强身壮体的保健治疗。

临床中可以根据以上所述分区及主治范围，结合背腰部检查之阳性所得(如病理反应点、压痛点等)而选定治疗部位。

四、中西医相结合取穴

在坚持中医配穴原则的同时，应结合西医理论进行拔罐部位的选择。例如，按神经分布取穴治疗坐骨神经痛，可沿坐骨神经走向拔罐；上肢疾患在颈椎及上胸椎两旁拔罐，下肢疾患在腰椎两旁拔罐；在躯体神经分布的腧穴拔罐，以调节内脏功能；或按淋巴走向拔罐，或按分泌腺的作用在相应部位拔罐；等等。

第五节　常见疾病的拔罐疗法

拔罐疗法作为我国传统特色养生保健技术，历史悠久。拔罐疗法具有平衡阴阳、扶正祛邪，疏通经络、调和气血，消肿止痛、祛湿逐寒，吸出毒血、托毒排脓，协助诊断、判别阴阳的功能，因此对很多疾病具有较好的疗法。本节介绍常见疾病的拔罐疗法。

一、呼吸系统疾病的拔罐疗法

(一)感冒

1. 概述

感冒，中医称“伤风”，是一种由多种病毒引起的呼吸道常见病。感冒一般分为风寒感冒、风热感冒及流行性感冒。风寒感冒的主要症状为起病急、发热轻、恶寒重、头痛、周身酸痛、无汗、流清涕、咳嗽、吐清痰等。风热感冒的主要症状为发热重、恶寒轻、流黄涕、咳吐黄痰、口渴、咽痛、大便干、小便黄、扁桃体肿大等。

2. 罐疗

(1)留罐法 1。

①主治:流行性感冒。

②选穴:风门、列缺、外关。头痛配风池、印堂;声哑配天突、鱼际,并可用照海。

③操作:采用火罐法,留罐 10～15 分钟。每日 1 次。

(2)留罐法 2。

①主治:风寒感冒。

②选穴:大椎、风池、合谷、肺俞列缺。喉痒作咳配天突;鼻塞配印堂、鼻通;咽喉肿痛配少商、天突;头痛配太阳、印堂。

③操作:采用火罐法,留罐 10～15 分钟。每日 1 次。

(3)刺血拔罐法。

①主治:风寒感冒。

②选穴:大椎。

③操作:用三棱针点刺局部 2～3 下,立即在针刺部位拔火罐,以微出血为度,留罐 5～10 分钟起罐。根据被拔罐者自觉症状消除程度决定拔罐次数。如病情不减,可在原部位连续拔罐 1～2 次,至症状消失为止。

(4)刺血拔罐法或药罐法。

①主治:风热感冒。

②选穴:大椎、风池、合谷、肺俞、风门、曲池。喉痒作咳配天突;鼻塞配印堂、鼻通;咽喉肿痛配少商、天突;头痛配太阳、印堂。

③操作:以三棱针点刺后再拔罐;或用药罐法(常用方药为桑叶、桑白皮、菊花各 9 克,黄芩 12 克,生石膏 30 克,枇杷叶 9 克,芦根 30 克,金银花 15 克,连翘 9 克,煎水煮罐)。均留罐 15～20 分钟,每日 1～2 次。

(二)肺炎

1. 概述

肺炎是指终末气道、肺泡和肺间质等组织病变所发生的炎症。主要临床表现为寒战、高热、咳嗽、咳痰；深呼吸和咳嗽时，有少量痰或大量的痰；部分患者可伴胸痛或呼吸困难；病情严重者可并发肺水肿、败血症、感染性休克、支气管扩张等疾病。本病起病急，自然病程是7～10天。

2. 罐疗

(1)刺血拔罐法或针刺后拔罐法。

①主治：支气管肺炎(痰热喘咳)。

②选穴：分3组，第1组为风池、大杼、合谷；第2组为身柱、膈俞、内庭；第3组为肺俞、曲池、足三里。

③操作：采用针刺后拔罐法或刺血拔罐法，针后拔罐，留罐15～20分钟。每次选1组穴，交替使用。每日1次，5次为1个疗程。

(2)刺血拔罐法1。

①主治：各型肺炎，特别是急性肺炎(肺热喘咳型)。

②选穴：大杼、身柱、肺俞、孔最、肺部啰音相应区。

③操作：先在应拔部位用三棱针点刺，以微出血为度，然后进行拔火罐，留罐5～10分钟。每日或隔日1次。

(3)针刺后拔罐法。

①主治：大叶性肺炎。

②选穴：分2组，第1组为大椎、风池、肺俞；第2组为身柱、风门、膈俞。头痛发热配外关、合谷、昆仑、行间；高热烦渴配商阳、少冲、内庭；咳嗽胸痛配定喘、尺泽、中脘、章门。

③操作：采用针刺后拔罐法。先用毫针刺入即出针，然后拔火罐，留罐5～10分钟。每次选1组穴，配穴针后不拔罐。每日1次，5次为1个疗程。

(4)走罐法和留罐法。

①主治：各型肺炎。

②选穴：第1～10胸椎脊柱两侧的膀胱经内侧循行线、大椎、身柱、啰音明显处或X线阴影相对应的胸、背部，胁肋部及疼痛区。

③操作：采用走罐法和留罐法。先在膀胱经走罐至局部潮红，或涂润滑油密排罐。起罐后在肺俞、督俞闪罐5～6次，留罐均为10～15分钟。每日1次，病情缓解后隔日1次。

(5)刺血拔罐法2。

①主治：肺炎球菌性肺炎。

②选穴：风门、肺俞、膏肓、肺部湿啰音处。热邪壅肺加大椎、孔最；痰热壅

肺加尺泽、曲池、阴陵泉;肺灼阴伤加肾俞、膈俞、鱼际、心俞。

③操作:先用三棱针尖刺或梅花针叩刺后,拔罐(留罐)10～20 分钟。每日或隔日 1 次,5 次为 1 个疗程,每个疗程间隔 3～5 天。

(6)针刺后拔罐法或刺血拔罐法。

①主治:肺炎。

②选穴:大椎、风门、肺俞、中脘、曲池、太渊、丰隆、复溜。

③操作:每次选用 3～4 穴,交替使用。经常规消毒后,一般用针刺后拔罐法,留罐 15～20 分钟,每日或隔日 1 次。甚者用刺血拔罐法,用三棱针点刺出血少许,再拔罐,留罐 5 分钟。每日 1 次,5 次为 1 个疗程。

(三)支气管炎

1. 概述

支气管炎是指气管、支气管黏膜及其周围组织的慢性非特异性炎症,临床上以长期咳嗽、咳痰、喘息及反复呼吸道感染为特征。部分患者起病之前先有急性上呼吸道感染(如急性咽喉炎、感冒等)症状。当合并呼吸道感染时,细支气管黏膜充血水肿,痰液阻塞及支气管管腔狭窄,可产生气喘(喘息)的症状。

2. 罐疗

(1)留罐法。

①主治:急、慢性支气管炎,喘息性支气管炎。

②选穴:大椎、肺俞(双)、神阙。急性咳嗽配风门、身柱;慢性咳嗽配脾俞、肾俞、足三里;咳喘配定喘。

③操作:留罐 10～15 分钟。每日或隔日 1 次,5 次为 1 个疗程。

(2)针刺后拔罐法。

①主治:慢性咳嗽(痰湿阻肺型)。

②选穴:天突、尺泽、肺俞、脾俞、丰隆、足三里。

③操作:先用毫针刺入,留针 3～5 分钟,出针后,即进行拔火罐,留罐 10～15 分钟。每日或隔日 1 次,5 次为 1 个疗程。

(3)刺血拔罐法 1。

①主治:内伤咳嗽(肝火犯肺型)。

②选穴:肺俞、定喘、厥阴俞、肝俞、支沟、行间。

③操作:先用三棱针点刺,以微出血为度,然后拔火罐,留罐 10～15 分钟。

每日或隔日1次，5次为1个疗程

(4)药罐法(药煮罐或贮药罐)。

①主治：慢性咳嗽(肺肾阴虚型)。

②选穴：肺俞、肾俞、太溪、天突、膏肓、三阴交。

③操作：煮罐药方(熟地黄、枸杞子、沙参、麦冬各6克，杏仁、川贝、紫菀、蛤壳各5克，五味子3克)，煎水，煮罐，留罐15～20分钟，每日1次。

(5)刺血拔罐法2。

①主治：外感咳嗽。

②选穴：分2组；第1组为太冲、少商、丰隆、风门；第2组为大椎、膻中、肺俞。

③操作：先用三棱针在第1组穴位上点刺微出血，再用梅花针叩刺第2组穴，然后用罐拔吸出血。每日1次，3次为1个疗程。

(6)走罐法。

①主治：急性支气管炎。

②选穴：大杼→膈俞、大椎→至阳、孔最→尺泽、足三里→丰隆、天突→膻中。

③操作：先令患者取俯卧位，显露背部，在背部涂适量的润滑油，用闪罐法将罐拔于背部，沿着膀胱经和督脉所选的穴位来回走直罐，至皮肤出现紫红色瘀血为止。起罐后将背部的油迹擦干净，然后令患者取仰卧位，用同样的方法在手太阴肺经、足阳明胃经和任脉的经穴来回走罐，至皮肤出现紫红色瘀血为止。一般每周走罐1次，每次可选2～3条经脉走罐。

(7)针刺后拔火罐法。

①主治：燥热咳嗽、干咳无痰。

②选穴：大杼、肺俞、天突、尺泽、外关、经渠、三阴交。

③操作：先用毫针刺入，留针5分钟，出针后进行拔罐，留罐15～20分钟，每日1次。罐后频饮热开水。每次选穴3～4个，交替使用。

(8)水煮罐法。

①主治：慢性支气管炎。

②选穴：大椎、身柱、大杼、定喘、肺俞、风门、厥阴俞、膏肓、心俞、天突、膻中、华盖、璇玑、神藏、气户、库房、云门、中府。

③操作：采用水煮罐法。每次拔罐6～8个腧穴，时间持续15分钟，每日1次。次日，在两痕间交替取穴。凡拔过的穴位，均有紫红色斑痕。15次为1个

疗程。休息 1 周后，可进行第 2 个疗程。

（四）慢性咽炎（喉痹）

1. 概述

慢性咽炎在中医学中属于“喉痹”范畴，是咽部黏膜及淋巴组织的弥漫性炎症。多反复发作，经久不愈。主要是急性咽炎病后余邪未清；或肺肾阴虚，虚火上炎，灼伤津液，咽失濡养所致。症状为咽部憋胀、微痛，干燥灼热，或伴有异物梗阻感，或时痛时止，吞咽不适。

2. 罐疗

（1）留罐法或刺血拔罐法 1。

①主治：慢性咽炎。

②选穴：大椎、肺俞、肾俞、曲池、足三里。

③操作：留罐 10～15 分钟。咽喉红肿充血，配尺泽、少商、商阳，用三棱针点刺放血 1～3 滴。每日或隔日 1 次，10 次为 1 个疗程。

（2）留罐法或刺血拔罐法 2。

①主治：慢性咽炎（也可用于急性咽炎）。

②选穴：分 2 组，第 1 组为大椎、风府、风池；第 2 组为天鼎、人迎、中封。

③操作：一般用单纯拔罐法；急性和阴虚火旺者，可用梅花针叩刺后拔罐法。均留罐 15～20 分钟。隔日治疗 1 次（上午取第 1 组穴、下午取第 2 组穴为 1 次）。急性咽炎用刺血拔罐法，并加点刺少商、委中、商阳出血少许。5～10 次为 1 个疗程。

（3）留罐法或刺血拔罐法 3。

①主治：慢性咽炎。

②选穴：大杼、风池、肺俞、肾俞。

③操作：留罐 10～15 分钟。证重者配少泽、少商、十宣，点刺放血 1～3 滴。隔日 1 次，10 次为 1 个疗程。

（4）灸罐法。

①主治：慢性咽炎（脾肾阳虚型和肺脾气虚型）。

②选穴：分 2 组，第 1 组为肺俞、脾俞、气海；第 2 组为肾俞、中脘、神阙。

③操作：每次选用 1 组穴。留罐 10～15 分钟，起罐后，每穴加艾炷灸 3～5 壮。每日或隔日 1 次，10 次为 1 个疗程。

(5)针刺后拔罐法。

①主治:急性咽炎。

②选穴:风池、液门、鱼际。甚者,配肺俞、手三里、少商;兼感冒者,配风府、外关、大椎。

③操作:先以毫针用泻法针刺,然后拔罐 10～15 分钟。其中手三里、少商点刺出血,不拔罐。每日或隔日 1 次,5 次为 1 个疗程。

(6)刺血拔罐法 1。

①主治:慢性咽炎。

②选穴:膻中穴。配穴:兼见胸膈痞闷、两胁胀满、纳食泛恶、舌苔薄白、脉象弦滑者,配刺中脘、章门、内关;痰涎壅盛、纳少呕吐、气逆喘急、舌苔白腻、脉象弦滑者,加刺丰隆、足三里、太冲;咽干少津、口渴、干咳少痰、排便不畅者,配刺太溪、鱼际、支沟。

③操作:以三棱针快速刺入膻中穴 1～2 分,出针后将火罐以闪罐法吸附其处,使出血达 2 毫升左右即可。如有兼症,加刺配穴。其中太溪用补法,章门用平补平泻法,余穴均用泻法。每次留针 30 分钟,每隔 10 分钟捻转 1 次。配穴只刺,不拔罐。

(7)刺血拔罐法 2。

①主治:咽喉炎(咽喉肿痛),证属外感风热毒邪型。

②选穴:大椎、天突、肺俞。配穴:耳尖、少商。

③操作:先用三棱针在上述穴位上各点刺 3 下,出血 1～2 毫升再拔罐,留罐 10～15 分钟。配穴点刺放血,不拔罐。隔日 1 次,6 次为 1 个疗程。

(8)刺血拔罐法 3。

①主治:咽喉炎、咽喉肿痛,证属肺胃热盛型。

②选穴:天突、璇玑、肺俞、胃俞。

③操作:在上述穴位上行常规消毒后,用三棱针各点 2～3 下,然后用闪罐法拔罐,出血 1～2 毫升,留罐 10～15 分钟。隔日 1 次,6 次为 1 个疗程。

二、心脑血管疾病的拔罐疗法

(一)头痛

1. 概述

脏腑经络气血皆上会于头,故无论外感或内伤都可通过经络气血直接或间接地影响头部而致头痛。头痛一证，既可单独出现，亦可并发其他疾病。中医学认为，头痛一证，急性为“头痛”，慢性为“头风”。可分外感头痛和内伤头痛两大类。又因其病邪随经络而致，故又有前额痛、后头痛、巅顶痛和偏头痛之分。见证不同，治当详察。致因虽多，无非外感（六淫）和内伤（七情）所致。“伤于风者，上先受之”“高巅之上，唯风可到”，所以外感头痛，以风邪为多，因“风为百会之长”，为病每多兼夹，故又有风寒头痛、风热头痛、风湿头痛之分。内伤头痛，多因七情内伤、脏腑失调、气血不足所致。故又有肝火头痛、痰浊头痛、气滞血瘀头痛；或阴阳气血各有偏虚而引起血虚头痛、阴虚头痛、气虚头痛和阳虚头痛。急性头痛多为外感，慢性头痛多为内伤。

(1)外感头痛，起病较急，常伴有恶寒发热、鼻塞流涕等表证，主要有以下3型。

①风寒头痛：症见头痛时作，遇寒则甚，痛连项背，恶风畏寒，口不渴，鼻塞，苔薄白，脉浮紧。

②风热头痛：症见眩晕，头痛且胀，甚则如坐舟中，面目红赤，发热恶风，有汗，或尿赤短，大便干燥，或口渴欲饮，舌尖红，苔薄黄，脉浮数或弦数。

③风湿头痛：症见头痛而沉重如裹，阴雨天尤甚，或伴有肢体困重疼痛，腰膝酸胀，有下坠之感，纳呆呕恶，苔白腻，脉濡缓。

(2)内伤头痛，起病较缓，时发时止，缠绵难愈，主要有以下6型。

①肝阳（火）头痛：症见头痛眩晕，心烦易怒，面红目赤，口苦，舌红，苔薄黄，脉弦有力。

②痰浊头痛：症见头痛昏蒙，胸脘满闷，呕恶痰涎，苔白腻，脉滑或弦滑。

③肾虚头痛：症见头痛且空，腰膝酸软，遗精带下，耳鸣，眩晕，苔少，脉细尺弱。

④瘀血头痛：症见头痛日久，痛处固定不移，痛如锥刺，或有头部外伤史，舌黯有瘀斑，脉细涩。

⑤气血不足头痛：症见头晕目眩，乏力，面色白。

⑥厥阴头痛：症见巅顶头痛，甚则呕吐痰涎，肢冷，脉沉细，苔白。

2. 罐疗

(1)刺血拔罐法1。

①主治：顽固性头痛。

②选穴：前额头痛取太阳、印堂；偏头痛取太阳；头顶及后头痛取大椎或百会。

③操作：选择所取穴位周围显露的静脉血管，用三棱针刺入血管壁，使流出紫暗色瘀血，血止拔罐 5～10 分钟，起罐后用 2%碘酒棉球消毒针孔。

(2)留罐法/刺血拔罐法/灸罐法/留针拔罐法。

①主治：风寒头痛、风热头痛、肝阳(火)头痛、痰浊头痛、瘀血头痛和肾虚头痛。

②选穴：前大椎、风池、太阳。风寒头痛配风府、外关；风热头痛配曲池、肺俞；肝阳(火)头痛配百合、太冲(只点刺)、胆俞；痰浊头痛配中脘、丰隆、足三里；瘀血头痛配百会、膈俞；肾虚头痛配肾俞、气海、太溪。

③操作：以上头痛均可采用单纯拔罐法，留罐 15～20 分钟。风热、肝阳(火)、痰浊、瘀血头痛还可用刺血拔罐法，先用三棱针点刺，使微出血，再拔罐。风寒、肾虚头痛可用灸罐法，即拔罐后加温灸 5～10 分钟；或用留针拔罐法，留罐 20 分钟。均每日或隔日 1 次。

(3)刺血拔罐法 2。

①主治：头痛。

②选穴：太阳、神庭、风池、大椎。

③操作：采用针刺后拔罐法。先用毫针刺 3 分，去针后，再用火罐拔之。留罐 10～15 分钟，每日 1 次。

(4)针刺后拔罐法/刺血拔罐法。

①主治：头痛。

②选穴：大椎、太阳、天宗、天宗外 0.5 寸(1 寸≈3.33 厘米)上下及 0.5 寸处。

③操作：用针刺后拔罐法，先用毫针直刺大椎、太阳穴，再用三针斜刺“三角形”或“锐角三角形”，留针 10 分钟，起针后，进行拔火罐，留罐 10～15 分钟，以出血为度。或用刺血拔罐法，先用三棱针在三角点上和太阳、大椎穴各点刺一下，以微出血为度，然后进行拔火罐，留罐 10～15 分钟。以上均每日或隔日 1 次，5 次为 1 个疗程。

(二)偏头痛

1. 概述

偏头痛又称偏头风，是脑血管功能紊乱所引起的一种剧烈头痛，西医中称为血管神经性头痛。其痛多在一侧，多呈周期性发作。一发作可持续数小时甚至数日，以后逐渐减轻而至缓解。常在入睡后完全缓解。痛前常有先兆症状出现，如患者先有嗜睡、倦怠、忧郁或眼前出现闪光、暗点，有时在出现面唇和肢体麻木、失语等先兆症状后20～30分钟即出现偏头痛，剧痛难忍。多可自行缓解，反复发作。本病多为慢性，可延至数年或十数年之久，缠绵难愈。本病多见于女性，常在青春期发病，其中部分患者与月经周期有密切关系。男性亦有发生，以中老年人为多见。《临证指南医案》云："偏者，主乎少阳，而风淫气郁为多。"病发一侧，位居少阳，肝胆互为表里，故发病与肝胆有关。多因痰浊中阻或风邪上窜、清阳被扰所致。肝为百病之源、五脏之贼，故凡肝气、肝风、肝阳之邪皆可循经上达而致本疾。

2. 罐疗

(1)针刺后拔罐法。

①主治：偏头痛。

②选穴：天宗、太冲、三阴交、风池。

③操作：以针用泻法，先刺太冲穴(患侧)，再刺天宗穴(患侧)，挤出血1滴；对气血虚弱型，以针用补法，先刺三阴交，后刺天宗穴，挤出血1滴；对气滞血瘀型，针刺天宗穴(患侧)，挤出血4～5滴。针后，于天宗穴处，取一直径5～6厘米火罐，用闪罐法拔罐，半小时后取下，太冲、三阴交、风池穴只针刺，不拔罐。每隔1周治疗1次，6次为1个疗程。

(2)留罐法/刺血拔罐法。

①主治：偏头痛。

②选穴：风池、印堂、太阳、阳白。

③操作：采用刺血拔罐法或单纯拔罐法，留罐10～15分钟；或先用三棱针点刺放血(微出血)，再拔罐，留罐5～10分钟。每日1次，10次为1个疗程。

(3)留罐法、闪罐法和走罐法。

①主治：血管神经性头痛，多偏于一侧，亦有双侧者。

②选穴：委中、大椎、外关、胆俞、肝俞。

③操作：委中穴先行刺络放血，然后用坐罐法，留罐5分钟左右，此法适用于剧烈头痛者；外关穴用闪罐法，反复吸拔10余次；大椎穴用留罐法，留罐10分钟左右；胆俞、肝俞两穴用走罐法，至局部出现暗紫色瘀斑为止。发作期每日1～2次，缓解期2～3日1次。

(4)刺血拔罐法。

①主治：偏头痛。

②选穴：太阳(患侧)、太冲(患侧)、肝俞(患侧)、印堂、合谷。

③操作：先用三棱针尖刺后拔罐10～15分钟，以出血为度。每日或隔日1次。5次为1个疗程，每个疗程间隔3～5天。

（三）冠心病

1. 概述

冠心病又称缺血性心脏病，属中医学"胸痹"范畴。多因心阳不足，寒凝脉涩，或饮食不慎，损伤脾胃，脾失健运，痰湿内生，侵犯清旷之区，或痰热灼络，或气血津液阴阳不足，或七情内伤，终致寒凝脉涩，痰浊痹阻，气滞血瘀，血脉瘀阻，郁滞于胸等病理变化所致。血胆固醇过高、高血压和吸烟是本病的主要诱因。症状为心胸部持续憋闷，有时隐痛，或心绞痛发作，胸痛彻背，气短、自汗；并可引起心肌梗死、心律失常及心力衰竭等。根据临床表现，主要分肝肾阴虚、瘀阻心络和心脾阳虚、痰浊阻络两型。若致心肌梗死或心律失常、心力衰竭，其分型更多。治当详察。

2. 罐疗

（1）留罐法/刺血拔罐法/针罐法（针刺后拔罐）/涂药罐法/拔罐后敷药。

①主治：冠心病。

②选穴：内关、心俞、膻中。寒凝心脉者配厥阴俞、郄门；痰浊痹阻者配巨阙、丰隆、中脘、足三里；瘀血阻络者配膈俞、郄门。

③操作：可用留罐法/刺血拔罐法/针罐法（针刺后拔罐）/涂药罐法/拔罐后敷药。敷药方：川芎3克，冰片1克，硝酸甘油1片，共研细末，调成糊状。以上均留罐15～20分钟。隔日1次，10次为1个疗程。

（2）刺血拔罐法/药煮罐法/储药罐法/涂药罐法。

①主治：冠心病（缓解期）。

②选穴：分2组，第1组为心俞、厥阴俞、中脘；第2组为膻中、膈俞、郄门。

③操作：第一，刺血拔罐法，先用三棱针点刺，以微出血为度，然后拔罐。第二，用药煮罐法或储药罐法（药方：瓜蒌、红花、丹参各15克，冰片1.5克。寒凝心脉者加桂枝30克；痰浊痹阻者加制半夏、陈皮各15克；阳虚痹阻者加桂枝15克、肉桂9克；气滞血瘀者加延胡索、广郁金各15克、川芎9克）。第三，涂药罐法，方药同上，共研细末。每取适量，用白酒和温开水各半调成糊状，涂于应拔部位，再进行拔火罐。以上均留罐15～20分钟，每次选用1组穴，交替使用。每日或隔日1次，10次为1个疗程。

(3)拔罐、贴敷、温灸综合疗法。

①主治:冠心病。

②选穴:分 2 组,第 1 组为膻中、足三里、中脘、巨阙;第 2 组为心俞、厥阴俞、神道。

③操作:采用拔罐、贴敷、温灸综合疗法。每次选用 1 组穴,3 日 1 次。先在背部俞穴拔罐 5 分钟,然后取药粉。一号方由红花、血竭、芙蓉叶、冰片、樟脑等组成,研细末;二号方由檀香、丁香、冰片、川椒、肉桂、丹参等组成,研细末。均具有芳香开窍、温经通络、化瘀活血的作用,且后者温通作用较强。上药(方)共研细末,备用。每次取 0.5 克,置于所取穴位上,用麝香止痛膏(中成药)固定,保留 48 小时(应避免发生水疱)。每次贴敷后,用固定式灸架在膻中、巨阙或心俞、厥阴俞 2 个穴位上用艾条温和灸 10 分钟,以局部潮红、有温热感为度。

(4)刺血拔罐法。

①主治:心悸(阵发性心动过速)。

②选穴:分 2 组,第 1 组为肩井、大杼、神道、心俞、脾俞;第 2 组为灵台、厥阴俞、肝俞、内关、中脘。

③操作:采用刺血拔罐法。每次选用 1 组穴,每日或隔日 1 次,每次留罐 5 分钟。

(5)留罐法/毫针罐法/涂药罐法。

①主治:冠心病。

②选穴:在双侧厥阴俞和心俞及其附近寻找压痛敏感点,选至阳、天池(左)、灵墟(左)、膻中穴。

③操作:采用单纯罐法、毫针罐法(背部穴位采用留针罐法,胸部穴位采用出针罐法)、涂药罐法。留罐 10～15 分钟。1～2 日 1 次。

(6)走罐法。

①主治:冠心病。

②选穴:膀胱经的大杼→膈俞,任脉的天突→巨厥,心包经的曲泽→内关,督脉的大椎→筋缩。

③操作:采用走罐法。以上 4 条经脉线,每次选择 1 条。先在所选经脉上涂抹适量的润滑油,然后选择适当大小的火罐,用闪罐法将罐吸拔于所选经脉,用走罐法沿着所选经脉来回推动至皮肤出现红色瘀血为止。隔日 1 次,8 次为 1 个疗程。

（四）高血压

1. 概述

高血压病，属中医学“头痛”“眩晕”范畴，是一种以动脉血压升高为主的临床综合征。本病多发生于40岁以上人群，是临床常见多发病。高血压，可分为原发性和继发性两种。继发性高血压是由其他疾病，如肾脏、内分泌、颅内病变等所引起的一种症状，而不是一个独立的病。原发性高血压则称为高血压病。中医认为，高血压多因肝肾阴虚，或阴虚阳亢，或精神受刺激，大脑紧张，以致肝阳上亢所致。可见，原发性高血压是阳亢（或因虚因实而致阳亢）而导致人体大脑皮质功能紊乱而引起的。症状除血压增高外，常伴有眩晕、头痛、头胀、耳鸣、心慌、面红、目胀，或胸闷、四肢发麻，或头重脚轻、视力减退、心悸、气短、健忘等。时轻时重，反复发作。严重者，日久不愈，还可引起动脉硬化，或诱发脑卒中等病变。

2. 罐疗

（1）梅花针叩刺拔罐法。

①主治：原发性和继发性高血压。

②选穴：肝俞（双）、筋缩。

③操作：病人取俯卧位，用梅花针中强度叩刺，以微出血为度，叩击面积应略小于火罐口，然后用闪罐法拔罐，吸拔出2～3毫升血液，留罐5～10分钟即可。

（2）留罐法/刺血拔罐法/水罐法或针罐法。

①主治：原发性高血压。

②选穴：曲池、风池、足三里。肝火亢盛型配太阳、风府、阳陵泉；阴虚阳亢型配肝俞、肾俞、三阴交、太冲；肾精不足型配血海、关元、阴陵泉、太溪、复溜。

③操作：均用单纯拔罐法，亦可随证选用不同的操作方法，如肝火亢盛型用刺血拔罐法；阴虚阳亢型用水罐法或针罐法（针刺后拔罐）；肾精不足型用留针拔罐法。每次均留罐15～20分钟，每日或隔日1次，10次为1个疗程。

（3）梅花针叩刺后走罐法。

①主治：原发性高血压。

②选穴：肝俞（双）至肾俞（双）。

③操作：采用梅花针叩刺后走罐法。先用梅花针以中重度刺激，从肝俞叩

刺至肾俞止，从左至右叩刺3～5遍后，以凡士林油膏涂于皮肤和罐口，然后按上述顺序用走罐法，至皮肤紫红色为度。再在肝俞、肾俞穴上（双侧）各闪罐4～5次。3日治疗1次。

（4）刺血拔罐法。

①主治：原发性和继发性高血压。

②选穴：大椎、肝俞、筋缩、委中。

③操作：先用三棱针点刺，以微出血为度，然后进行拔罐，留罐10～15分钟。肝火亢盛型和肝阳上亢型加用外敷方（药用吴茱萸适量，研细末，用米醋调成稠糊状，外敷涌泉穴），外以消毒纱布包扎好。最好在睡前敷上，每次敷12～24小时。一般敷1次，最多2次。

（5）留罐法。

①主治：高血压。

②选穴：新设、大杼、心俞、肝俞、肾俞、关元俞、白环俞、承扶、殷门、委中、承山。

③操作：留罐10～15分钟，1～2日1次。

（6）留罐法/刺血拔罐法/闪罐法/走罐法。

①主治：原发性高血压。

②选穴：委中、曲泽、大椎、曲池、足三里、肝俞、肾俞。

③操作：取委中、曲泽两穴先行刺络放血，然后用拔罐法吸拔余血，留罐5分钟左右，此法仅限用于发作期；取大椎穴，用闪罐法，反复吸拔20余次；取曲池、足三里两穴，用留罐法，留罐10分钟左右；取肝俞、肾俞两穴，用走罐法，至局部出现暗紫色瘀斑为止。发病期每日1～2次，缓解期2～3日1次。

（五）低血压

1. 概述

低血压是指成人血压低于100/60毫米汞柱。一般男性多于女性。属中医学的“眩晕”“厥证”范畴。轻者属“眩晕”，重者属“厥证”。是临床常见多发病。低血压多因脾肾两亏、气血两虚、清阳不升、血不上荣、髓海空虚所致。低血压症状为蹲后直立时出现眩晕、头重脚轻，甚则晕厥，多伴有视物模糊、全身无力、发音含糊不清或神疲乏力、面色苍白、气短出汗、恶心等症。

2. 罐疗

（1）留罐法/留针罐法（神阙穴足针）/艾灸或姜艾灸罐法/敷姜罐法等。

①主治:低血压。

②选穴:新设、厥阴俞、命门、神阙、曲池、足三里。

③操作:留罐 15～20 分钟,每日或隔日 1 次,10 次为 1 个疗程,每疗程间隔 7 日。

(2)走罐法。

①主治:低血压。

②选穴:第 7 颈椎至骶尾部督脉及其两侧膀胱经循行线。

③操作:采用涂姜汁走罐法。按常规走罐,至局部皮肤紫红为度。若脏腑有病变者,起罐后,选取有关穴位(如心脏病选心俞,肝病选肝俞,胃病选胃俞,肾病选肾俞,或穴位附近的压痛点)进行闪罐 5～6 次,以加强刺激。每日或隔日 1 次,10 次为 1 个疗程,每疗程间隔 5 日。

(3)闪罐法/留罐法/走罐法。

①主治:低血压。

②选穴:大椎、内关、足三里、血海、气海、关元、膈俞、脾俞、肾俞。

③操作:取大椎、关元两穴用闪罐法,反复吸拔 20 余次;取内关、足三里、血海、气海 4 穴用留罐法,留罐 10 分钟左右;取膈俞、脾俞、肾俞 3 穴用走罐法,至局部出现暗红色瘀斑为止。发病期每日 1～2 次,缓解期 2～3 日 1 次。

(4)罐后加灸法。

①主治:低血压。

②选穴:关元、内关、足三里、涌泉。

③操作:先在所选穴位上常规消毒后,用单纯拔罐法,留罐 15～20 分钟,起罐后,用艾条温和灸各 3～5 分钟。每日或隔日 1 次,10 次为 1 个疗程。

(六)心律失常

1. 概述

由于心脏自律细胞兴奋性紊乱或传导受阻,使心搏失去正常节律性,称为心律失常。中医无此病名,多属于“心悸”“怔忡”“昏厥”“虚劳”等病。本症在心脏病中较为常见。多因心虚胆怯,心气虚弱,心血不足;或心阳虚弱,水饮内停;或心虚脉阻,情志内伤,痰湿、寒邪、气滞、瘀血阻络等所致。其病在心,与肝、肾、脾三脏有关。症状为心悸,怔忡不安,头晕,甚至昏厥、抽搐,其脉象多为结、代、促、疾、迟、数。

2. 罐疗

(1)留罐法/药罐法。

①主治:心律失常。

②选穴:心俞、膈俞、膻中、内关、神门、足三里。

③操作:采用单纯拔罐法或药罐法。先在所选穴位进行局部消毒后,再用单纯拔罐法或加针刺后拔罐,留罐10～15分钟,每日或隔日1次,7次为1个疗程。药罐法的药用为:苦参30克,丹参30克,益母草15克,炙甘草9克。上药加清水1 000～1 500毫升,煎沸10分钟,再投入竹罐煮3～5分钟,取出竹罐,甩干水后立即扣在穴位上,留罐15分钟。每日或隔日1次,10次为1个疗程。

(2)闪罐法/留罐法/走罐法。

①主治:心律失常。

②选穴:膻中、内关、三阴交、郄门、心俞、厥阴俞。

③操作:膻中穴用闪罐法,反复吸拔20余次;内关、三阴交、郄门3穴用留罐法,留罐15分钟左右;心俞、厥阴俞两穴用走罐法,至局部出现暗紫色瘀斑为止。每日或隔日1次。

(七)脑卒中后遗症

1. 概述

脑卒中后遗症,又称脑血管意外后遗症,发病急骤凶险。一般可分为出血性(脑出血和蛛网膜下腔出血)和缺血性(脑血栓形成和脑栓塞)两大类。本病常见于中老年患者,多数与动脉硬化有关。急性期过后,多留有后遗症。多因"热极生风"或"虚风内动"导致风自内生而致病。在后期,多为本虚标实,在本,多为肝肾不足,气血衰少;在标,则为风火相煽,痰湿壅盛,气血瘀阻。一般可分为中经络(病位较浅,病情较轻)和中脏腑(病位较深,病情较重)两大类。脑卒中后遗症以口眼歪斜、言强语謇、半身不遂(偏瘫)或上下肢偏瘫、肢体疼痛等证为多见。

2. 罐疗

(1)针刺后拔罐法1。

①主治:脑卒中后遗症之半身不遂。

②选穴:华佗夹脊1～5、风府、曲池、外关、合谷、环跳、足三里、下关、颧髎、

哑门。

③操作：华佗夹脊及风府用梅花针叩刺，以微出血为度；余穴施以毫针做中刺激后，施以拔罐。均留罐 20 分钟，每日或隔日 1 次，10 次为 1 个疗程。

(2)叩刺走罐法。

①主治：脑卒中后遗症之半身不遂或上、下肢偏瘫。

②选穴：脊椎两侧各旁开 0.5 寸和 1.5 寸，以及手足部内外侧。

③操作：采用梅花针叩刺走罐法。上肢偏瘫取颈椎和胸椎 1～10，以及上肢内外侧；下肢偏瘫取胸椎 8～12、腰骶椎和下肢内外侧；半身不遂全取。先用梅花针从上至下、从外至内用中重度叩刺手法各叩刺 3～5 遍，以微出血为度，然后用走罐法(先在应拔部位和罐口涂以液状石蜡或凡士林油膏、药酒)，至皮肤紫红色为度。隔日 1 次，30 日为 1 个疗程。

(3)针刺后拔罐法 2。

①主治：脑卒中后遗症之偏瘫(实证，拘急硬瘫)。

②选穴：肩髃、曲池、合谷、环跳、风市、阳陵泉、足三里、绝骨。手指拘急配三间；肌肉和关节痛配阿是穴；足内翻配申脉；足外翻配照海；口眼歪斜配风池、颊车；痰热中阻、大便秘结减足三里，配天枢、丰隆；身热不语配金津、玉液(只点刺出血)；目闭鼻塞配上迎香；脉弦硬、面赤配内关。

③操作：先用毫针做中刺激，留针 20～30 分钟，出针后拔罐，留罐 10～15 分钟。双侧取穴或先健侧取穴。每次取 4～5 个穴位，交替使用。每日或隔日 1 次，30 次为 1 个疗程。

(4)针刺后拔罐法/灸罐法。

①主治：脑卒中后遗症之偏瘫(虚证，弛缓软瘫)。

②选穴：分 2 组，第 1 组为大椎、大杼、风门、肩髃、臂臑、曲池、外关、合谷；第 2 组为肾俞、关元俞、环跳、风市、阳陵泉、足三里、绝骨、申脉。肩关节下垂或臂不能上举配天宗、肩髃、臑会；手足麻木配后溪、气海；二便失禁配腰俞、会阳；心悸脉弱配内关。

③操作：上肢取第 1 组穴；下肢取第 2 组穴。先用毫针做轻中刺激，不留针，出针后即拔罐，留罐 10～15 分钟。主穴每次取 4 个穴位，针后拔罐，配穴针后不拔罐。如手足麻木、二便失禁，针后加灸 10～20 分钟；肌肉萎缩，在患部针后拔罐加灸 10～20 分钟；心悸脉弱，在内关留针 5～10 分钟，不拔罐。每日 1 次，30 次为 1 个疗程。

(5)闪罐法、留罐法、走罐法。

①主治:脑卒中后遗症。

②选穴:关元、气海、外关、手三里、三阴交、肝俞、脾俞、肾俞、膏肓俞及受累肌群相应体表部位。

③操作:采用闪罐、留罐和走罐法。取外关、手三里、三阴交3穴用闪罐法,反复吸拔10余次;取关元、气海两穴用留罐法,留罐15分钟左右;取肝俞、脾俞、肾俞、膏肓俞4穴及受累肌群相应体表部位用走罐法,至局部出现略红色瘀斑为止。每周1～3次。

三、内分泌系统疾病的拔罐疗法

(一)糖尿病

1. 概述

糖尿病是由于机体内胰岛素分泌相对不足和绝对不足,引起糖代谢功能紊乱的内分泌性代谢疾病。属中医的“消渴”(或称“三消”)范畴。多因饮食不节,情志失调,劳欲过度,形成火热炽盛,消耗肺胃阴津,或阴虚火旺,上蒸肺胃,遂致肾虚、肺燥、胃热俱现。凡此皆可致生本病。根据临床特点,主要表现为多尿、多饮、多食(“三多”),以及疲乏、消瘦等,尿糖及血糖增高。按病情轻重,分为上消(肺消)、中消(胃消)、下消(肾消),严重时可发生酮症酸中毒。

2. 罐疗

(1)叩刺后拔罐法。

①主治:糖尿病。

②选穴:阳池(双)、华佗夹脊。

③操作:采用梅花针叩刺后拔罐法。先以梅花针叩刺阳池,随即拔罐,留罐15～20分钟。然后在华佗夹脊从上至下轻叩3～5遍(以不见血为度)。最后在应拔部位和罐口涂以液状石蜡,走罐至皮肤潮红为度。每日或隔日1次,10次为1个疗程。同时外用降糖散敷脐。降糖散:生石膏5克,知母2克,生地黄、黄芪各0.6克,山药、葛根、苍术各0.3克,炙甘草1克,玄参7克,天花粉0.2克,黄连0.5克,粳米少许。共研细末备用。取降糖散1.5～2.5克,加盐酸二甲双胍0.25～0.4克,格列本脲2片,混匀,填入脐孔内,外以消毒药棉覆盖,并用胶布固定。5～7日换药1次,6次为1个疗程。

(2)留罐/叩刺后拔罐法/针刺后拔罐法。

①主治:糖尿病。

②选穴:脾俞、胰俞(第8胸椎棘突下旁开1.5寸)、膈俞、足三里。上消配肺俞、大椎;中消配胃俞、曲池;下消配肾俞、关元、复溜。

③操作:采用单纯拔罐法或梅花针叩刺后拔罐法、针刺后拔罐法。均留罐10～15分钟。隔日1次,10次为1个疗程。

(3)针刺后拔罐法。

①主治:轻症糖尿病。

②选穴:分2组,第1组为肺俞、肝俞、脾俞、肾俞;第2组为廉泉、中脘、关元、太渊、神门、三阴交、然谷。

③操作:第1组穴用梅花针轻叩刺3～5遍,以不见血为度;第2组穴用毫针做中刺激,其中太渊、然谷穴只针刺,不拔罐。针后拔罐,留罐10～15分钟。隔日1次。肺俞、脾俞、关元、命门且用艾条温灸之。10次为1个疗程。

(4)留罐法1。

①主治:糖尿病。

②选穴:肾俞、肺俞、胃俞、大肠俞、阳池。

③操作:每次选用一侧穴,留罐15～20分钟,或用药罐法。每日1次,10次为1个疗程。

(5)留罐法2。

①主治:糖尿病。

②选穴:大肠俞、阳池。上消配肺俞、大椎;中消配胃俞、曲池;下消配肾俞、关元。

③操作:采用拔罐法,留罐20分钟。胃热或阴虚火旺型亦可用刺血拔罐法,或针刺后拔罐法。罐后外用降糖散敷脐。每日或隔日治疗1次,10次为1个疗程。

(6)留罐法3。

①主治:糖尿病。

②选穴:大椎、肺俞、肝俞、脾俞、肾俞、命门、中脘、关元、太渊、鱼际、曲池、合谷、足三里、三阴交、内庭、太溪、太冲。

③操作:采用拔罐法,每次选用5～6穴,交替使用。在所选穴位常规消毒后,用单纯拔罐法拔罐,留罐20分钟。每日或隔日1次,10次为1个疗程。若为胃热或阴虚火旺者,则用刺血拔罐法,或针刺后拔罐法,留罐5～10分钟,每

日 1 次。

(二)肥胖症

1. 概述

脂肪在体内沉积过多,超过标准体重 20%为肥胖症。多因食入膏粱厚味或油腻食物过多,营养过剩,损伤脾胃而致脾胃虚弱或脾肾不足,从而导致新陈代谢功能紊乱,阴阳失调,致使体内脂肪沉积过多,日积月累,遂发本病。肥胖症一般分为轻度、中度、重度 3 种类型。轻度一般常无自觉症状;中度则常见畏热多汗、易疲乏、呼吸短促、心悸、腹胀、下肢水肿;重度则可出现缺氧、二氧化碳潴留而致胸闷、气促、嗜睡。严重时可导致心肺功能衰竭,易并发冠心病、高血压病、糖尿病、痛风及胆石症等。本病多为虚证,即有实证(多为脾胃蕴热)亦属本虚标实之象。

2. 罐疗

(1)留罐法/药罐法。

①主治:肥胖症。

②选穴:肾俞、脾俞、天枢。脾胃偏虚配胃俞、中脘、建里;真元不足配气海、关元、中极、命门。

③操作:方药为山楂、泽泻各 30 克,甘遂 10 克,白术、桂枝各 15 克。水煎成 30%药溶液,取汁煮竹罐或贮药罐法。留罐 15～20 分钟。每日 1 次,10 次为 1 个疗程。每个疗程后间隔 5 日,再行第 2 个疗程,直至体重基本恢复正常,改为每月治疗 1 个疗程,连治 1 年,以巩固疗效。

(2)留罐法/针刺后拔罐法。

①主治:肥胖症。

②选穴:脾俞、胃俞。脾胃蕴热配天枢、曲池、内庭、三阴交;脾胃俱虚配中脘、气海、关元、肾俞、足三里;真元不足配肾、命门、三阴交、太溪。

③操作:采用留罐法或针刺后拔罐法,脾胃蕴热亦可用刺血拔罐法。均留罐 20～25 分钟。隔日 1 次,10 次为 1 个疗程。

(3)留罐法/留针拔罐法。

①主治:肥胖症。

②选穴:脾俞、三阴交、足三里。第 1 次配关元、水道;第 2 次配中极、天枢。交替使用。

③操作：采用单纯拔罐法或留针拔罐法。留罐 20 分钟。每日或隔日 1 次，10 次为 1 个疗程。

(4)留罐法。

①主治：肥胖症。

②选穴：天枢、大横、中脘、关元、足三里(交替)。

③操作：采用单纯拔罐法，留罐 15～20 分钟。每日 1 次，20 次为 1 个疗程，每个疗程后间隔 3 日。

(5)留罐法、刺血拔罐法、闪罐法、走罐法。

①主治：单纯性肥胖症。

②选穴：曲泽、委中、天枢、上巨虚、阴陵泉、三阴交、丰隆、足三里、膈俞、胃俞。

③操作：取曲泽、委中两穴先行刺络放血，然后用闪罐法，吸拔余血，并各留罐 5 分钟左右。天枢穴用走罐法，反复吸拔 10 余次。取上巨虚、阴陵泉、三阴交、丰隆、足三里 5 穴用留罐法，各留罐 1 分钟左右。取膈俞、胃俞两穴用走罐法，至局部出现紫红色瘀斑为止。2～3 日 1 次。

(6)药罐法。

①主治：肥胖症。

②选穴：脾俞、胃俞、足三里、心俞。脾胃俱实加曲池、三阴交；脾胃俱虚加肾俞、气海、中脘；真元不足加命门、三阴交、关元。

③操作：采用药罐法。将利水化痰理脾中药(白芥子、甘遂、茯苓、细辛、丹参、干姜、白术各 10 克)研细末，水调做饼贴敷于穴位。拔罐 5 分钟，去罐，药饼留 6～8 小时。双侧穴位交替使用，隔日 1 次，10 次为 1 个疗程，疗程间隔 3～5 日。

(三)高脂血症

1. 概述

高脂血症是指由于脂肪代谢异常，使一种或多种血浆脂质浓度超过正常范围。多因肝阴暗耗，肝阳偏亢，化风内动，上扰清窍，或脾虚化源不足，则五脏失养、肾失所藏，肾水不足、肝失濡养而致偏亢所致。多表现为头痛、眩晕、两目干涩、腰膝酸软、心烦胸闷、血脂超值。

2. 罐疗

治疗高脂血症可采用留罐法/药罐法。

①主治:高脂血症。

②选穴:肺俞、厥阴俞、心俞、督俞、郄门、间使、内关、通里、曲池、合谷、足三里、三阴交、公孙。

③操作:先在所选穴位进行局部消毒后,用单纯拔罐法拔罐,留罐 15 分钟,每日或隔日 1 次,7 次为 1 个疗程。药罐法的药用为:桑葚、丹参、泽泻、生山楂、淮山药各 15～30 克。上药加清水 1 500 毫升,煎沸 10 分钟,再投入竹罐,煮3～5分钟,取出竹罐甩干水分,立即扣在穴位上,留罐 20 分钟。每日 1 次,1 次为 1 个疗程。

(四)痛风

1. 概述

痛风是一种嘌呤代谢紊乱导致的疾病。发病大多在 40 岁以上的中、老年人,常有家族遗传史。该病常与肥胖、糖尿病、高血压伴发。多因风寒湿热等外邪侵袭人体,闭阻经络、壅滞气血所致。症状为关节突然疼痛、肿胀、发红、发热,多发生于拇指及第一跖趾关节,临床以足拇指及第一跖趾关节为多见。也可见于足跟、踝关节、指、趾关节等。1 周到数周后症状逐渐消退。

2. 罐疗

可采用刺血拔罐法和药罐法。

①主治:痛风。

②选穴:肝俞、脾俞、三焦俞、肾俞、肩髎、肩贞、曲池、手三里、外关、阳池、合谷、膝眼、中封、解溪。

③操作:先在所选穴位进行局部消毒,然后用三棱针点刺放血后(或针刺后)拔罐,留罐 10～15 分钟,隔日 1 次,7 次为 1 个疗程。药罐法的药用为:秦艽 100 克,吴茱萸 15 克,细辛 15 克。上药加水 1 500 毫升,煎沸 10 分钟,再投入竹罐煮 5 分钟,取出竹罐甩干水后立即扣在穴位上,留罐 20 分钟。每日 1 次,7 次为 1 个疗程。

(五)甲状腺功能亢进症

1. 概述

甲状腺功能亢进症,简称甲亢,属中医学“气瘿”范畴,是一种由多种原因引起的甲状腺激素分泌过多所致的常见内分泌疾病。无论男女老幼皆可发生,为病缠绵。多因肝郁脾虚，肝郁气滞，脾虚聚湿生痰，痰气交结，蕴结于颈项，或凝结于眼部。肝火盛则耗气伤阴，或下灼肾阴，或横逆克犯脾胃，故兼见种种病症。甲亢症状为甲状腺(颈项)肿大，甚至目凸，常伴有多食、消瘦、怕热、心悸、急躁易怒。久则可引起多种并发症。

2. 罐疗

治疗甲亢的罐疗方法有留罐法和药罐法。

①主治：甲亢。

②选穴：华佗夹脊(胸椎3～5)、气舍、天突、期门、间使、内关、神门、太渊、足三里。

③操作：采用留罐法和药罐法。先在所选穴位进行局部消毒后，再用单纯拔罐法拔罐，留罐15～20分钟，每日或隔日1次，10次为1个疗程。药罐法的药用为：夏枯草30克，生牡蛎30克，昆布30克，海藻30克，生半夏30克，香附30克，柴胡9克，黄芪25克，白芍25克。上药加清水1 500毫升，煎沸10～15分钟，再投入竹罐，煮3～5分钟，取出竹罐甩干水后立即扣在穴位上，留罐15～20分钟。每日1次，10次为1个疗程。

(六)甲状腺功能减退症

1. 概述

甲状腺功能减退症，简称甲减，是由于甲状腺激素绝对或相对不足，以致机体代谢过程降低而引起的症候群。多属中医学“虚劳”“水肿”范畴。多因元气亏虚、气血不足、脏腑受损而致。尤以脾肾亏虚，先天不足，后天失养，或脾虚不制水，聚湿泛滥；肾虚不化气行水，泛滥肌肤所致。一般表现为畏寒、乏力、表情淡漠、反应迟钝、面色苍白、体重增加、眼睑水肿、毛发稀疏、皮肤干燥、声音嘶哑、食欲差、便秘、性欲减退等。

2. 罐疗

(1)针后拔罐和罐后加灸法，或两者交替。

①主治：甲减。

②选穴：脾俞、肾俞、关元、足三里。肾阳虚者加命门；水肿甚者加阴陵泉；气血虚者加膈俞、三阴交；心悸者加内关；腹胀者加天枢；昏睡者加神厥；痰饮甚者加丰隆。

③操作：采用针后拔罐和罐后加灸法，或两法交替使用。每次至局部潮红

为度。隔日 1 次,10 次为 1 个疗程。

(2)灸罐法 1。

①主治:甲减。

②选穴:肾俞、脾俞、命门。

③操作:将肉豆蔻、小茴香各等份,研成细末,加水做成薄饼(厚度为 1 厘米左右)。将直径为 4 厘米左右的大艾炷放在薄饼上施灸,灸 3～5 壮后,拔罐并留罐 15 分钟左右,以患者有舒适感,或有热感向肚腹内传导为佳。每周治疗 3 次,每次取 2～3 次。4 个月为 1 个疗程。每疗程间隔 1 周。

(3)灸罐法 2。

①主治:甲减。

②选穴:脾俞、肾俞、气海、足三里。

③操作:上穴分 2 组,每次选用一侧穴,交替进行。先用艾条温和灸 15～20 分钟,灸后拔罐,并留罐 15 分钟。每日或隔日 1 次,30 次为 1 个疗程。

四、消化系统疾病的拔罐疗法

(一)胃炎

1. 概述

胃炎系指各种原因所引起的急性或慢性胃黏膜的炎性改变,属中医学"胃脘痛"范畴。临床上一般分为急性胃炎(包括单纯性胃炎、腐蚀性胃炎、感染性胃炎、化脓性胃炎、急性出血性糜烂性胃炎)和慢性胃炎(包括浅表性胃炎、萎缩性胃炎、肥厚性胃炎)两大类,是临床常见多发病。男女皆可发病,尤以中老年人居多。多因长期饮食不规律——饥饱失常,饮食不节,多吃辛辣,过食生冷,损伤脾胃;或因精神刺激,情志不畅,气机逆乱,肝气犯胃;或外邪内侵,劳累受寒,克犯脾胃等。每遇过度劳累、饮食失节、精神紧张或气候变化而反复发作,迁延不愈或疼痛加剧。胃炎症状为胃脘部(上腹部)疼痛,胀痛或隐痛,过饥过饱则痛剧。或伴有神疲乏力、呕吐清水;或痛及两胁、嗳气吞酸、口苦等。证型不同,兼证亦异。在背部从膈俞至胃部之间的相应部位可出现压痛点。

2. 罐疗

(1)留罐法 1。

①主治:胃脘痛。

②选穴：中脘、神阙。

③操作：单纯拔罐法，留罐 10～15 分钟，每日 1 次。

(2)随证选用罐法。

①主治：胃脘痛。

②选穴：中脘、内关、足三里。寒邪犯胃型配阴陵泉、梁丘；湿热中阻型配内庭、合谷；饮食停滞型配下脘、天枢；肝郁气滞型配肝俞、期门、阳陵泉；脾胃虚寒型配脾俞、胃俞、章门；胃热阴虚型配三阴交、太溪。

③操作：随证选用罐法。寒邪犯胃型用单纯拔罐法或闪罐法。湿热中阻型用刺血拔罐法。饮食停滞型和肝郁气滞型均用刺血拔罐法，或针刺后拔罐法。脾胃虚寒型用单纯拔罐法，或留针拔罐法，罐后加灸法。胃热阴虚型用针刺后拔罐法或水罐法。以上均留罐 15～20 分钟。急性期每日 1 次，慢性期 2～3 日 1 次。10 次为 1 个疗程。

(3)拔药罐法。

①主治：胃脘痛。

②选穴：分 2 组，第 1 组为中脘、神阙、足三里；第 2 组为上脘、下脘、胃俞。

③操作：采用拔药罐法(药煮罐或储药罐)。每次选 1 组穴。留罐 20～30 分钟。每日或隔日 1 次。

(4)留罐法 2。

①主治：胃脘痛。

②选穴：中脘、神阙。

③操作：单纯拔罐法，留罐 10～15 分钟，每日 1 次。

(5)留罐法 3。

①主治：胃脘痛。

②选穴：胃脘(即上脘、中脘、下脘)、鸠尾、巨阙。

③操作：采用单纯拔罐法，先在胃脘用较大口径的火罐拔罐 5 分钟。如兼有呕吐者，再在鸠尾、巨阙穴上拔罐 5～10 分钟。每日 1 次。

(6)闪罐法和留罐法 1。

①主治：胃脘痛。

②选穴：中脘、天枢(双)、关元。

③操作：采用闪罐法，先在各穴上闪罐 20～30 下，然后留罐 10 分钟，每日 1 次，症状缓解后改隔日或隔 2 日治疗 1 次。

(7)留罐法4。

①主治:胃脘痛。

②选穴:膈俞、肝俞、胆俞、胃俞、中脘、髂后上棘下数厘米的压痛点。

③操作:采用单纯拔罐法。每次选用2～3个穴位拔罐,留罐10～15分钟,每日1次。症状明显缓解后改为隔日1次。

(8)留罐法5。

①主治:胃酸过多症。

②选穴:分2组,第1组为天柱、大杼、肺俞、肝俞;第2组为脾俞、中脘、天枢、足三里。

③操作:采用针灸罐法。每次选1组穴。先用毫针做中强刺激,针后拔罐,留罐15～20分钟,罐后用艾条灸治。每日或隔日1次。

(9)闪罐法、留罐法和走罐法。

①主治:慢性胃炎。

②选穴:中脘、内关、梁门、足三里、三阴交、胃俞、脾俞。

③操作:采用闪罐、留罐和走罐法。取中脘、内关两穴用闪罐法,反复吸拔10余次;取梁门、足三里,三阴交3穴用留罐法,各留罐10分钟;取胃俞、脾俞两穴用走罐法,至局部出现暗紫色瘀斑为止。每日或隔日1次。

(10)闪罐法和留罐法2。

①主治:急性胃炎。

②选穴:中脘、足三里、内关。寒湿犯胃者,加命门、膀胱俞、阴陵泉;食滞伤胃者,加梁门、下脘、天枢;肝气犯胃者,加阳陵泉、肝俞、胃俞;肝胃湿热者,加合谷、飞扬、大肠俞

③操作:采用单纯拔罐法。每次先闪罐吸拔5～10次,然后留罐5分钟,1～2小时重复1次。第2天开始每日治疗1次,直至症状消失。

(二)便秘

1. 概述

便秘又称功能性便秘,或称习惯性便秘,多因排便动力缺乏,或津液枯燥所致。如年老体弱,气血双亏,津液不足,肾阳虚衰;或忧愁思虑,情志不畅,日久伤脾,脾运功能低下;或多食辛辣厚味,胃肠积热;或饮食太少,水分缺乏,食物缺少纤维素;或多次妊娠、过度肥胖、怀孕等,造成腹肌衰弱,分娩后肛提肌功能衰弱;或缺乏定时排便习惯。凡此种种,皆可导致便秘,也可继发于其他疾病。

便秘症状为大便秘结不通(2 日以上排便 1 次)，时发时止，或排便艰涩不畅，或干燥坚硬，状如羊屎。中医一般分热秘、寒秘、气秘、血秘。前两种多为实，后两种多为虚。

2. 罐疗

(1)叩刺后拔罐法。

①主治：各种便秘。

②选穴：脊椎两侧、下腹部、脐周围、腰骶椎两侧。

③操作：先在应拔部位和罐口涂以润滑油，再用梅花针依次(先背部，后腹部，从上而下)反复叩刺 2～3 遍后(重点叩刺腰骶部两侧)，然后用走罐法推罐 2～3 遍，再将火罐扣拔在神阙、大肠俞穴上，留罐 15～20 分钟。每日 1 次。

(2)针刺后拔罐法 1。

①主治：各种便秘。

②选穴：大肠俞、天枢。热秘配曲池、支沟、足三里；寒秘配中脘、大横、足三里、丰隆；气秘配次髎、尺泽、中脘、足三里；血秘配支沟、次髎、三阴交、照海。

③操作：采用针刺后拔罐法。先用针刺(热秘用泻法、寒秘用补法、气秘用补法、血秘用平补平泻法)，针后拔罐，留罐 15～20 分钟。每日 1 次。

(3)针刺后拔罐法 2。

①主治：各种便秘。

②选穴：分 2 组，第 1 组为大肠俞、小肠俞、中髎、天枢、肓俞；第 2 组为外陵、水道、支沟、足三里、承山、太白。

③操作：第 1 组穴用针刺后拔罐法。先用毫针做中刺激后，然后拔罐 15 分钟。第 2 组穴用针刺法，先用毫针做刺激，留针 15 分钟。均每日 1 次。

(4)留罐法、艾灸。

①主治：便秘或习惯性便秘。

②选穴：神阙、天枢(双)、关元、大肠俞(双)。

③操作：采用单纯拔罐法，留罐 10～15 分钟。虚寒性便秘，于拔罐后加用艾灸。每日 1 次。

(5)留罐法/走罐法。

①主治：便秘。

②选穴：分 2 组，第 1 组为八髎、脾俞、白环俞、脐周、足三里、下巨虚；第 2 组为天枢、大横、脾俞、胃俞、大肠俞、小肠俞。

③操作：任选 1 组穴。第一，采用走罐法。患者俯卧，先在八髎穴处行旋转

走罐法，至皮肤潮红；后在脾俞至白环俞穴走罐，上下推拉至皮肤潮红。仰卧，先于脐周围处顺时针旋转走罐，手法轻，时间稍长；再于足三里、下巨虚上下走罐。第二，采用单纯拔罐法，留罐 10～15 分钟。两法均隔日 1 次，10 次为 1 个疗程。

(6)毫针罐法/刺血拔罐法/留针罐法/留罐法。

①主治：便秘。

②选穴：天枢、大横、腹结、大肠俞、足三里(交替)。

③操作：热秘者，上穴与配穴行毫针罐法或刺血拔罐法。冷秘、虚秘者，腹部穴与配穴行温姜汁罐法或灸罐法，其余穴位行单纯拔罐法或留针罐法；也可加三阴交(交替)、太溪(交替)等穴，行留针罐法，起罐后仍可延长留针至 1 小时左右。气秘者，上穴与配穴行单纯拔罐法或毫针罐法。均留罐 10～15 分钟，每日 1 次。

五、骨伤科疾病的拔罐疗法

(一)颈椎病

1. 概述

颈椎病又称颈椎综合征，是指颈椎及其周围软组织发生病理改变或骨质增生等而导致颈神经根、颈部脊髓、椎动脉及交感神经受压或刺激而引起的一系列症候群。本病好发于 40 岁以上的成年人，无论男女皆可发生。多因身体虚弱，肾虚精亏，气血不足，濡养缺乏；或气滞、痰浊、瘀血等病理产物积累，致经络瘀滞、风寒湿邪外袭、痹阻于太阳经脉，致筋骨不利而发病。可表现为头颈、肩臂麻木疼痛，重者肢体酸软乏力，甚则大小便失禁、瘫痪。若病变累及椎动脉和交感神经，可出现头晕、心悸等症。

2. 罐疗

(1)药罐法。

①主治：颈椎病。颈项部疼痛，活动受限，伴有头晕、恶心；或伴颈椎骨质增生；或颈椎间隙变窄等。

②选穴：主穴为下风池(位于项部，入后发际 0.5 寸项部肌肉隆起外缘的凹陷处)、大杼、风门。配穴为天宗、肩井、肩髃、曲池。

③操作：采用药罐法。用艾叶、防风、杜仲、麻黄、木瓜、川椒、穿山甲(代)、

土鳖虫、羌活、独活、苍术、苏木、红花、桃仁、透骨草、千年健、海桐皮各10克，乳香、没药各5克，水煎煮罐（竹罐）3分钟，拔于上述穴位7～8分钟。隔日1次，10次为1个疗程。

（2）叩刺拔罐、艾灸1。

①主治：颈椎病。

②选穴：第1～7颈椎两侧、肩背部区。

③操作：先用梅花针重手法叩刺，至皮肤微出血为度，血止后，拔罐10～15分钟，起罐后，用干药棉球擦净血迹，再用艾条温和灸10分钟。每日或隔日治疗1次，1个月为1个疗程。

（3）刺血拔罐、艾灸2。

①主治：颈椎病。

②选穴：主穴为阿是穴（压痛点）、颈灵穴（颈椎4～5）。颈部不适者配天宗、太阳、百会；臂痛配臂臑、少冲、关冲；后背部痛配肩中俞、阳溪、商阳。

③操作：先用三棱针点刺出血，血止后主穴拔罐，每穴出血1～2毫升起罐。配穴加用艾条温和灸5分钟。百会、少冲、关冲、商阳只针灸、不拔罐。2～3日治疗1次，10次为1个疗程。同时配用药枕（用当归、羌活、藁本、制川乌、黑附片、川芎、赤芍、红花、广地龙、血竭、石菖蒲、灯芯草、细辛、桂枝、丹参、防风、莱菔子、威灵仙、乳香、没药各适量，冰片为1/10量，共研粗末，填入枕袋，供患者睡眠时用）。每日枕用不少于6小时，连用至愈为度。

（4）刺血拔罐法。

①主治：颈椎病。

②选穴：主穴为病变椎体周围压痛点或阳性反应物（索状物、结节物、泡状软性物）、颈椎4～7、大椎；配穴为肾俞。

③操作：先用梅花针重叩（泻法）压痛点和阳性反应物，再叩颈椎和大椎穴，叩刺至皮肤出血后，立即拔罐，留罐5～10分钟。各部出血量不等，一般0.5～3毫升。如为虚证，同时用梅花针轻叩（补法）肾俞，同样拔罐5～10分钟。去罐后，拭去瘀血。每周治疗2次，10次为1个疗程。一般治疗1～3个疗程。治疗期间，要求患者加强颈项部的功能锻炼（包括转颈、提捏斜方肌、热敷）。

（5）留罐法/针罐法/灸罐法/涂药液罐法/敷贴姜或伤湿止痛膏罐法。

①主治：颈椎病、颈项痛，兼治落枕。

②选穴：阿是穴（在颈椎上或颈椎两旁肌肉、肩胛上区寻找压痛敏感点）。

③操作：采用单纯拔罐法或各种针罐法、灸罐法、涂药液罐法、敷贴姜或伤

湿止痛膏罐法，留罐 10～15 分钟，每日或隔日 1 次。若病程长，症状顽固者，可每次选 2～3 个穴位，先用挑罐法，然后再于其余的穴位上行药罐法或单纯拔罐法等。留罐 10～15 分钟，3～4 日 1 次。

(6)针后药罐法。

①主治：颈椎病。

②选穴：颈部夹脊、大杼、绝骨、肾俞。

③操作：采用针后药罐法。先用毫针刺入疏通经络后，将大号玻璃罐装入 2/3 药液(由独活、威灵仙、桂枝、秦艽、细辛、防风、川芎、红花、姜黄、乳香、没药、延胡索、葛根、川乌、草乌、白芍、甘草常规煎液而成)。留罐 30～40 分钟。每日 1 次，12 次为 1 个疗程，每个疗程间隔 5～7 日。

(二)腰椎间盘突出症

1. 概述

腰椎间盘突出症是指经常受挤压、扭转等外力所致损伤而逐渐致腰椎间盘突出的一种退行性慢性疾病，在临床中并不少见，而且治疗颇难。凡急性或慢性损伤，特别是弯腰弓背提取重物时，椎间盘局部压力增加而向外侧突出(多数发生在腰椎第 4～5 节或第 5 腰椎与骶椎之间)，加之肾虚、抗病力差，复感风寒湿邪侵袭，促使已有退行性的腰椎间盘突出所致。症状病变在腰部，故多出现腰痛伴坐骨神经痛。初起多为间歇性，甚则持续性疼痛，压痛明显，活动时加重并有放射性疼痛。

2. 罐疗

治疗腰椎间盘突出症的罐疗方法包括针刺后拔罐和药罐法。

①主治：腰椎间盘突出症、腰腿痛。

②选穴：肾俞、大肠俞、关元俞、环跳、风市、承扶、殷门、委中、阳陵泉、承山。

③操作：先在所选穴位进行局部消毒后，再用毫针刺入，行泻法，针后拔罐，留罐 15～30 分钟，或罐后加艾灸肾俞、关元俞、环跳和腰眼穴。每日或隔日 1 次，10 次为 1 个疗程。药罐法的药用为当归、红花、丝瓜络、延胡索、杜仲各 15 克，生川乌 9 克，秦艽 30 克，透骨草、川牛膝各 15 克。上述药加清水 1 500 毫升，煎沸 10 分钟后，再投入竹罐，煮 3～5 分钟，取出甩干水分后立即扣在穴位上，留罐 15～30 分钟。每日 1 次，10 次为 1 个疗程。

(三)软组织损伤

1. 概述

软组织损伤属中医“筋伤”范畴,是指除骨骼以外的组织损伤,包括筋膜、肌腱、韧带、脂肪垫、皮下组织、肌肉、关节囊及关节软骨等。多因碰撞、挤压、跌打、牵拉或扭曲所致。日久或加上风寒湿邪之侵袭而加重病情。症状为局部肿胀、疼痛,关节活动障碍和损伤部位有压痛。

2. 罐疗

(1)刺血拔罐法1。

①主治:急、慢性腰肌扭伤,梨状肌损伤,踝关节扭伤,落枕等各类软组织损伤。

②选穴:局部经穴、压痛点(或局部暴露之络脉)、委中。

③操作:用刺血拔罐法。先在局部揉按5分钟,再用三棱针点刺出血后,然后拔罐5～10分钟,每日或隔日1次。

(2)针刺后拔罐法。

①主治:软组织损伤(创伤性肿痛)。

②选穴:阿是穴(局部)、小节(腰以上手小节,腰以下足小节)。颈项部伤配风池、天柱;胸肋部伤配膻中、膈俞;腰背部伤配肝俞、肾俞;肩臂部伤配肩髃、曲池;腕以下伤配外关、内关;腿膝部伤配血海、足三里;踝以下伤配悬钟、三阴交。

③操作:用针刺后拔罐法,以毫针用平补平泻法针刺,起针后拔罐10～15分钟。小节留针20～30分钟,不拔罐。每日或隔日1次。

(3)刺血拔罐法2。

①主治:腰部及踝、腕关节扭伤。

②选穴:受伤部位及其周围的穴位。

③操作:先用三棱针在扭伤部位肿痛处(不一定选择穴位)浅刺出血,然后再拔罐5～10分钟(腰部损伤,重点拔肾俞、大肠俞穴等4～6个穴;足腕关节扭伤,重点拔三阴交、陷谷等2～4个穴),每日1次。

(4)药罐走罐法。

①主治:腰部及肩背部关节扭伤。

②选穴:阿是穴、委中。腰部损伤配腰阳关;肩背部损伤配云门、大椎、肩中俞、天宗。

③操作:采用药罐走罐法。取防风、荆芥、栀子、红花各 25 克,艾叶、透骨草各 30 克,乳香、没药、当归、秦艽各 20 克,白芷 10 克,一并装入布袋内,放入盛 2 500毫升水的铝锅中浸泡 3～5 小时,再加水 2 500 毫升,煮沸 20 分钟。将竹罐放入再煮沸 3～5 分钟(下次用时根据耗水量多少添加清水,每剂药可连续用 3 日)。取出竹罐在应拔部位进行旋转滑动走罐,走罐后,留罐 10～15 分钟。每日或隔日 1 次,12 次为 1 个疗程。

(5)药酒罐法 1。

①主治:软组织损伤。

②选穴:阿是穴(压痛点)。

③操作:采用药酒罐法。用青霉素瓶制成罐具,内装半瓶左右药酒,扣在患处皮肤上,再用注射针筒从橡皮盖处抽出空气。如损伤部位较大,药罐可在 10 分钟内移动 1 次。去罐后也可施加温灸,这样疗效更佳。对适应针刺的患者,可先在局部针刺,也可在病变周围向病变中心毫针刺入,留针 30 分钟,然后按上法用药酒罐拔罐。上述治疗一般每日或隔日 1 次,10 次为 1 个疗程。

(6)药酒罐法 2。

①主治:软组织伤后感染。

②选穴:根据病灶所在部位选定治疗部位。例如,头、面、颈部感染(包括颈、颌下淋巴结),治疗部位在第 7 颈椎,以大椎穴为中心;手指及上肢感染(包括腋窝淋巴结),选用对侧肩胛间区、相当于第 4～6 胸椎与肩胛骨内缘之间;足趾、下肢、臀部及会阴部感染(包括腹股沟淋巴结),治疗部位在腰骶关节以下,以双上髎穴为中心;胸、腹部软组织感染,在背、腰部相对应处拔罐。

③操作:据治疗部位采用适当体位,腹部以上的宜取坐位,臀部及会阴以下的采用俯卧或侧卧位。选好体位后,在治疗部位上以 75%的乙醇棉球消毒,用三棱针将其轻刺 3 下(出血、不出血均可),随即在针刺部位拔火罐。将 95%的乙醇棉球贴于罐壁、略近瓶口处,便于点燃。点燃后立即扣在所针部位上(一定要将 3 个针眼扣在罐内),如用玻璃火罐或者罐头瓶子,此时可见到血液自针眼处外溢。留罐 10 分钟取下,如超过 10 分钟,拔罐处可能出现水疱,不足 10 分钟则影响疗效。每日或隔日 1 次。

(7)刺血拔罐法 3。

①主治:伤筋(韧带肌腱损伤)。

②选穴:阿是穴(痛处)上下左右 10～20 厘米的皮部。

③操作:先用多针浅刺 3～5 次,然后用橡胶气罐吸拔,留罐 20～30 分钟。

起罐后，再用艾条在阿是穴温和灸30～50分钟。每日1次，5次为1个疗程，隔日再行第2个疗程。

(8)走罐法。

①主治：腰软组织伤痛。

②选穴：阿是穴(痛处)上下左右10～20厘米的皮部。

③操作：患者取俯卧体位。在罐口涂上薄薄的一层凡士林，并用毛笔蘸上冷开水涂抹腰部。然后用闪罐法拔罐，当火罐吸紧后，从上向下移动火罐约2厘米，即将罐向上提，提到一定程度，火罐倾斜走气即取下；再由下向上照前法操作(也可从脊椎向两侧走罐，或绕疼痛点走罐)。每日1次，5次为1个疗程。如果第1个疗程无效，间隔1日，再行第2个疗程。两个疗程疼痛不减为无效。

(9)走罐法/留罐法。

①主治：急、慢性胸背胁部肌肉、韧带扭挫劳损，肥大性胸椎炎及风湿性脊椎炎、肌炎引起的肌肉痛。

②选穴：胸脊柱正中线及其两旁的膀胱经内侧循行线，或疼痛区域(单侧痛取单侧)。对原有胸闷者，加肺俞(双)；有心悸、心痛者，加心俞(双)；肝胆区不适者，加肝俞或胆俞穴；有胃痛者，加胃俞穴；有腹胀、腹泻者，加脾俞穴。

③操作：采用走罐法或单纯密排罐法。走罐至局部皮肤深红。或先涂祛风活络止痛类药液，或先行梅花针重度叩击至渗血后再密排罐，每次留罐10～15分钟。不涂药或涂药排罐，每日或隔日1次；梅花针重叩后排罐法。对兼见症状，加配穴，进行闪罐6～8次。2～3日1次。10次为1个疗程。

(10)闪罐、留罐和走罐法。

①主治：颈肩部软组织慢性劳损。

②选穴：大椎、肩井、大杼、阳陵泉、风门、天宗。

③操作：采用闪罐、留罐和走罐法。大椎穴用闪罐法，反复吸拔10余次；肩井、大杼、阳陵泉、天宗4穴用坐罐法，留罐10分钟左右；风门穴用走罐法，至局部出现暗红色瘀斑为止，每周2～3次。

(四)腰痛

1. 概述

腰痛是指腰肌(包括腰部肌肉、韧带、筋膜等)软组织损伤(包括腰肌劳损、腰椎滑膜嵌顿、腰椎间盘突出、强直性脊柱炎、第三腰椎横突综合征、肥大性脊椎炎等)和肾虚、风湿引起的腰痛。多为风湿、肾虚和腰肌软组织损伤所致。症状为腰痛，遇寒或劳累则加重，或伴有兼证。致因不同，兼证亦异。

2. 罐疗

(1)刺血拔罐法1。

①主治：腰痛。

②选穴：肾俞或阿是穴(压痛点)。

③操作：任选1穴，用三棱针点刺至微出血，然后拔罐，每次留罐15～20分钟。一般隔日1次，5次为1个疗程。

(2)刺血拔罐法2。

①主治：腰痛。

②选穴：肾俞、关元俞。风湿腰痛配环跳、委中、昆仑；肾虚腰痛配命门、腰眼、上髎；闪挫腰痛配志室、腰眼、阿是穴。

③操作：先用毫针针刺(风湿腰痛用烧山火法；肾虚腰痛用补法；闪挫腰痛用平补平泻法，留针20～30分钟，在留针期间每3分钟捻针1次)，针后拔罐10～15分钟。肾虚腰痛罐后加温和灸，每日或隔日1次。

(3)针刺后拔罐法。

①主治：腰痛(腰神经痛)。

②选穴：分2组，第1组为三焦俞、大肠俞、志室、带脉、环跳、髀关、阿是穴(压痛点)；第2组为肾俞、小肠俞、肓门、居髎、五里、阿是穴(压痛点)。

③操作：任选1组，或2组交替使用。先用毫针做中刺激，然后在阿是穴、肾俞(或志室)拔罐15～20分钟。每日或隔日1次，5次为1个疗程。

(4)闪罐法/走罐法。

①主治：慢性腰痛。

②选穴：分2组，第1组为阿是穴、腰阳关、次髎、志室；第2组为患侧背部(腰骶椎)膀胱经腧穴。

③操作：2组穴交替使用，每日1次。第1组穴用闪罐法拔罐10～15分钟，至皮肤潮红为度。第2组穴用走罐法或排罐法，留罐10～15分钟。

(5)刺血拔罐法、药罐法。

①主治：慢性腰痛。

②选穴：分2组，第1组为肾俞、气海俞、腰眼；第2组为腰阳关、命门、阿是穴(压痛点)。

③操作：气滞瘀阻型，用刺血拔罐法，或针刺后拔罐法；寒湿、虚寒或肾虚型，用灸罐法，先拔罐10～15分钟，起罐后加温和灸5～10分钟，或用药罐法

(常用金匮肾气丸加杜仲 15 克，秦艽、透骨草各 9 克，水煎沸 20 分钟，煮竹罐)。每次选用 1 组穴，交替使用，隔日 1 次，10 次为 1 个疗程。

(6)药罐法。

①主治：慢性腰痛。

②选穴：肾俞、命门、腰阳关、腰俞、白环俞、环跳、殷门、阿是穴、居髎、阳陵泉、委中。

③操作：采用药罐法。每次选用 3～4 个穴位。用煮药罐方(干细叶双眼龙、入地金牛、豆豉姜各 250 克，生姜 500 克)煎取 5 000 毫升药液，煮罐后拔罐，留罐 15 分钟。隔日 1 次，10 次为 1 个疗程。疗程间隔 7 日。

(7)刺血拔罐法 1。

①主治：脊椎炎或脊椎肥大引起的腰痛。

②选穴：病变局部阿是穴(取压痛点 2～3 个)。

③操作：采用梅花针叩刺后拔罐法。先用梅花针叩刺至皮肤微出血，然后用闪罐法拔罐 10～15 分钟，以拔出紫色瘀血为度。隔日 1 次，10 次为 1 个疗程。

(8)刺血拔罐法 2。

①主治：第三腰椎横突综合征。

②选穴：第三腰椎横突端压痛最明显处。

③操作：用针刺后拔罐法，令患者俯卧，腹部用枕头垫起，在患侧找准压痛点，用 3 寸毫针进针 1～2 寸，得气后用强刺激手法。出针后拔罐 15～20 分钟。每周 2 次，6 次为 1 个疗程。

(9)刺血拔罐法/留罐法。

①主治：腰腿痛。

②选穴：肾俞、腰痛、环跳、血海、殷门、风市。

③操作：采用单纯拔罐法或刺血拔罐法，留罐 15～20 分钟。每日或隔日 1 次，6 次为 1 个疗程。

(10)刺血拔罐法/留罐法/毫针罐法/药罐法。

①主治：急慢性腰肌扭挫伤、腰椎小关节紊乱(微小错位)、肥大性腰椎炎、风湿性腰椎炎等。

②选穴：在腰骶段督脉、脊柱两侧膀胱经内侧循行线及疼痛区域上寻找压痛敏感点。若臀、下肢痛者，沿疼痛放射途径寻找明显的压痛点数个(常在秩边、承扶、殷门、委中、承山、环跳、风市、阳陵泉、悬钟等穴位上)。

③操作:采用单纯拔罐法,或毫针罐法、刺血拔罐法、梅花针叩后(急性宜重叩)拔罐法、涂祛风止痛药液罐法、煮药罐法、贴伤湿止痛膏罐法等,每次留罐10～15分钟,每日或隔日1次。慢性腰痛、属于寒湿或虚寒型者,宜选用各种灸罐法、涂祛风药酒后加艾灸罐法或温水罐法等。留罐10～15分钟,每日或隔日1次。若症状顽固者,宜每次先选2～3个穴位行挑罐法,然后再于其余穴位上行药罐法或单纯拔罐法,留罐10～15分钟,3～4日1次。

(11)刺血拔罐法3。

①主治:急性腰扭伤。

②选穴:阿是穴(刺痛点)、委中。

③操作:先用三棱针点刺(上述穴位)出血,然后拔罐10分钟,每日1次。

(12)刺血拔罐法4。

①主治:急性腰扭伤。

②选穴:阿是穴(压痛点)。

③操作:在压痛部位由上而下用梅花针叩刺(叩刺范围大于痛点即可),以刺出稠密血点为宜。用消毒干棉球擦净血迹,然后用一消毒铜币(或薄铁片),放在叩刺后的皮肤中央,把酒精棉球放在铜币上点燃,待火苗烧旺时,将罐罩住(火即灭),留罐5～10分钟。起罐后,把吸出的稠黏污血擦干净。治疗只用1次。

(13)针罐法/刺血拔罐法。

①主治:急、慢性腰扭伤。

②选穴:主穴为阿是穴(压痛点)及其上下左右各1.5寸处。配穴为委中、腰阳关。

③操作:采用针罐法。先用毫针直刺,得气后留针10分钟,然后用梅花针叩刺后,再拔罐15分钟。以每次出血量为1毫升效果为佳。证重者加配穴,针后拔罐。隔日1次,5次为1个疗程。

(14)刺血拔罐法5。

①主治:急性腰扭伤。

②选穴:主穴为腰椎部之华佗夹脊穴(即脊椎中线两侧各旁开0.5寸处)、阿是穴(压痛点)、腰阳关。配穴为后溪、中渚、人中、委中、气海俞、腰俞、飞扬。

③操作:先针刺配穴,不拔罐,令患者活动腰部。再取主穴,用三棱针点刺或梅花针叩刺后拔罐,留罐20分钟。每日1次。

(15)刺血拔罐法6。

①主治：急性腰扭伤，兼治慢性腰痛。

②选穴：肾俞、志室、大肠俞、腰椎之华佗夹脊穴、腰阳关、腰俞、委中、腰骶关节部。

③操作：腰椎之华佗夹脊穴、腰骶关节部用梅花针叩刺，余穴用三棱针点刺，均以微出血为度，然后拔罐10～15分钟。每次选3～4个穴位，每日1次。

(16)刺血拔罐法7。

①主治：腰扭伤。

②选穴：阿是穴(压痛点)、肾俞、腰阳关、大肠俞。腰部不能屈伸者，配腰俞、中脘、殷门；手腿无力者，配尺泽、肩井、环跳、委中。

③操作：先取主穴，用三棱针点刺，以微出血为度，然后拔罐15～20分钟。配穴用按摩加针刺，不拔罐。每日1次，5次为1个疗程。

(17)闪罐法和留罐法。

①主治：慢性腰肌劳损。

②选穴：肾俞、三阴交、阿是穴。寒湿加命门、膀胱俞；瘀血停滞加膈俞、委中、次髎；肾虚加气海、足三里。

③操作：采用闪罐和留罐法。闪罐至皮肤潮红为止，或留罐10～20分钟。寒湿和肾虚者拔罐后加艾条温和灸10分钟左右。隔日1次，5次为1个疗程。

(五)肩周炎

1. 概述

肩周炎又称肩关节周围炎，是肩关节囊和关节软组织的一种退行性炎性疾病。中医学称为肩凝证、漏肩风、老年肩、肩痹、冻结肩、五十肩等，属中医“痹证”范畴。本病多发生于40岁以上的中老年人，女性发病率高于男性，非体力劳动者为多见。多因肝肾亏损，气血虚弱，血不荣筋；或外伤后遗，痰浊瘀阻，复感风寒湿邪，致使气血凝滞不畅、瘀阻经脉所致。症状为肩关节疼痛或酸痛，或有轻微肿胀，提物无力。在关节外展、上举、后伸和前旋等活动时则痛剧，局部有广泛性压痛。早期以疼痛为主；后期以功能障碍为主，活动受限。

2. 罐疗

(1)叩刺拔罐法。

①主治：肩周炎。

②选穴:肩关节周围区域(患侧)。

③操作:先在肩关节周围处皮肤上用梅花针中强度叩刺,至皮肤微出血为度。血止后,再在肩关节前后、上部及外侧处拔罐,留罐 15 分钟。3 日 1 次。

(2)针罐法。

①主治:肩凝证。

②选穴:主穴为肩髃、肩髎、肩前(位于肩髃前 1 寸凹陷中的奇穴)、曲池。配穴为大椎、肩中俞、肩贞、腰俞、天宗、巨骨、外极泉(在腋前皱襞尽头凹陷中的奇穴)、臂臑、外关。

③操作:采用针罐法。主穴每次均取,配穴随证选用。肩部穴位运用轻刺捻转手法,针后加温灸 1～3 壮;余穴针刺。起针后进行拔火罐,留罐 10～15 分钟。连续治疗 2～3 次后,改用隔日治疗 1 次。

(3)闪罐法/刺血拔罐法。

①主治:肩凝证。

②选穴:阿是穴(痛点)或痛区。

③操作:一般采用闪罐法,慢性者用刺血拔罐法,肩部肌肉肥厚者,用走罐法,每日治疗 1 次,同时配用推拿疗法。

(4)针刺后拔药罐法。

①主治:肩周炎。

②选穴:肩三针、臂臑、巨骨、阿是穴。

③操作:针刺后,拔药罐(桂枝、红花各 6 克,苍术、乌梢蛇各 9 克,羌活、独活、木瓜、威灵仙各 10 克,乳香、没药各 5 克。水煎 20 分钟,取药液煮罐或储罐)20 分钟。每日治疗 1 次,10 次为 1 个疗程。

(5)刺血拔药罐法。

①主治:肩周炎。

②选穴:肩髃、肩髎、臂臑。

③操作:用三棱针尖直刺肩髃穴 6～8 厘米,臂臑、肩髎各 5 厘米。均缓缓刺入,急速出针,随后在上述穴位呈放射状轻点刺,点与点间距较密,使皮肤微出血。中、重度患者,采用散刺出血法(穴位与针刺方向同上),但针刺后,松解皮肤,并用力挤出点血,继而重刺,至皮肤出血为度,再用经穴外敷与热熨法,用消毒干棉球擦去血液后,将野木瓜白药糊(将 1 支野木瓜注射液倒入 1 瓶云南白药粉中,调和成稀糊状)用小毛笔刷涂于刺血处。而后用长镊子夹点燃的酒精棉球直接熨烫敷药处 1～2 分钟,使药糊烘干。再用闪罐法拔罐 10～15 分

钟。起罐后，用无菌纱布覆盖，并用胶布固定。令患者行肩部大幅度上下左右用力活动10分钟，使微微出汗。当日和次日在临睡前再重复锻炼1次。此后隔日治疗1次，5次为1个疗程。如无效，隔5～7日进行第2个疗程。

(6)针刺后拔罐法1。

①主治：肩周炎。

②选穴：肩三针(即肩髃、肩前、肩后)、臂臑、曲池。上举困难者配商阳；后伸困难者配中渚。

③操作：先用1.5寸毫针直刺1～1.5寸，行平补平泻法，留针20分钟，起针后，在针刺穴位处拔罐10分钟。起罐后让患者自己活动肩部(必要时可协助患者活动)。活动方法是，以健手握住患肢腕部，尽量上举，并做后伸、外展、内收和旋转运动，每日2～3次。针刺隔日1次，10次为1个疗程。

(7)针刺后拔罐法2。

①主治：肩周炎。

②选穴：肩痛穴(即锁骨与肩胛骨部交叉点凹陷中)、三角肌中心(患臂三角肌中点)、臂中(在腕横纹和肘横纹中点，桡骨与尺骨之间)。

③操作：从肩痛穴进针向肩部透刺；从三角肌中心进针向内外侧透刺，臂中行快速针刺。起针后用闪罐法拔罐10分钟。每日1次，5次为1个疗程。

(六)肋间神经痛(胸肋痛)

1. 概述

肋间神经痛系指肋间神经分布区出现疼痛性疾病，属中医学的“胸肋痛”范畴。多因情志失调，肝气不舒，复感风寒之邪，寒凝痹阻，客于胸肋部所致。症状为肋间疼痛，咳嗽、喷嚏、深呼吸时加重。疼痛剧烈时可向同侧肩背部放射。检查相应皮肤区域，感觉过敏，沿肋骨边缘有压痛。

2. 罐疗

(1)叩刺拔罐法、走罐法。

①主治：肋间神经痛。

②选穴：华佗夹脊、膀胱经(大杼至关元俞)内侧循行线、足少阳(胸肋部)循行线部。

③操作：采用梅花针叩刺后拔罐法。用梅花针在应拔部位叩刺3～5遍后，再用走罐法拔罐各2～3遍，至皮肤紫红色为度。隔日1次，5次为1个疗程。

(2)针罐法。

①主治:肋间神经痛。

②选穴:内关、阿是穴(压痛点)、胸乡、大杼、内关、阳陵泉、支沟、太渊。

③操作:先取内关穴毫针强刺激 2 分钟,不拔罐。针时嘱患者深吸气后屏住气,再缓缓吐气,然后咳嗽向左右转体,以助舒畅气机。再在支沟、太渊穴针刺以强刺激,留针 10 分钟,不拔罐。针刺阿是穴、胸乡、大杼、阳陵泉,并捻转数次。然后出针拔罐,留罐 15 分钟。每日治疗 1 次,5 次为 1 个疗程。

(3)留罐法/针罐法/刺罐法/挑痧罐法。

①主治:肋间神经痛。

②选穴:疼痛区域、支沟、患侧阳陵泉或悬钟。

③操作:第一,疼痛区域采用密排罐法(可先涂芸香精,或贴伤湿止痛膏,然后拔罐),或密排罐式的皮肤针罐法、刺罐法、挑痧罐法等;下肢各穴采用毫针罐法或刺罐法。留针 15～20 分钟,每日或隔日 1 次。第二,采用挑罐法。每次选疼痛区 2～3 点及下肢 1 个穴,挑后拔罐,留罐约 15 分钟。2～3 日 1 次。

(4)留罐法/闪罐法/走罐法。

①主治:肋间神经痛。

②选穴:期门、外关、阳陵泉、肝俞。

③操作:取期门穴用闪罐法反复吸拔 10 余次;取外关、阳陵泉两穴用坐罐法,各留罐 10 分钟;取肝俞穴用走罐法,至局部出现暗紫色瘀斑为止。每日或隔日 1 次。

(七)关节炎

1. 概述

关节炎,主要包括类风湿关节炎和风湿性关节炎两种,均属中医“痹证”范畴。无论男女老少,皆可发病,尤以中老年人居多。《黄帝内经》云:“风寒湿三气杂至,合而为痹。”又云:“所谓痹毒,各以其时重感于风寒湿之气也。”说明本病之作,主要是风寒湿三气杂至,邪阻经络,气血运行失畅所致。邪客关节经络,“不通则痛”。关节炎症状为关节疼痛,酸麻重着,屈伸不利,或关节肿胀,甚则畸形。根据临床表现,又有四痹之分,如疼痛游走不定,多为风邪偏甚,属风痹;痛处固定而痛剧,多为寒邪偏甚,属寒痹;痛虽不甚,但肢体重着者,多为湿邪偏甚,属湿痹;痛剧而红肿灼热,多为湿热之邪偏甚,称热痹。

2. 罐疗

(1)叩刺拔罐法 1。

①主治:痹证。

②选穴:根据疼痛部位,按经络循行和局部取穴原则,在痛处上下取 1～2 个阿是穴。

③操作:用梅花针叩刺(叩刺范围略大于火罐口)至皮肤微出血为度,血止后,用闪罐法将罐罩上,留罐 5～10 分钟。起罐后,用消毒草纸将血污擦净,再用艾条温和灸 3～7 分钟。3 日 1 次,5 次为 1 个疗程。

(2)叩刺拔罐法 2。

①主治:皮痹(肌肉痛)。

②选穴:患处局部区域。

③操作:用梅花针叩刺(围刺,叩刺面积应略大于患区),至皮肤微出血为度,再用旋罐法拔罐至皮肤紫红色。3 日 1 次,至愈为止。

(3)涂药拔罐法 1。

①主治:关节炎。

②选穴:以痛点为中心。

③操作:先用中药涂剂(川乌、草乌、当归、白芷、桂皮各 15 克,红花 10 克。用白酒 500 毫升浸泡 24 小时后,去渣取汁,再加入风油精 10 瓶)涂直径约 10 厘米的药液面积,然后用闪罐法拔罐 15 分钟。每日 1 次,6 次为 1 个疗程。

(4)涂药拔罐法 2。

①主治:风湿性关节炎和类风湿关节炎。

②选穴:肩髃、曲池、外关、合谷、风市、血海、阳陵泉、足三里、绝骨(均取两侧穴)。

③操作:先用毫针刺入得气后,将大小不等的竹罐药煮。药用伸筋草、透骨草、鸡血藤、钩藤、羌活、独活、艾叶各 20 克,防风、威灵仙、木瓜、牛膝、当归、川芎、乳香、没药、穿山甲(代)、红花、川椒、栀子、生甘草、麻黄各 15 克,忍冬藤 40 克,共装入布袋,加水(适量)蒸煮 15 分钟,取出布袋,再以药液煮竹罐 3 分钟,然后夹出罐迅速扣于针上,15 分钟后起罐、起针。隔日 1 次。

(5)涂药拔罐法 3。

①主治:风湿性关节炎和类风湿关节炎、脊椎痛、腰腿痛、肌肉风湿痛等。

②选穴:阿是穴(以痛点中心)。病在上肢者加天宗、肩贞、肩前、肩髃、曲池;病在下肢者加秩边、足三里、丰隆、解溪;背脊及腰腿痛者加身柱、风门、腰阳

关、肾俞、秩边。以上均取患侧穴位。

③操作:术前用中药涂剂涂搽应拔部位,搽至皮肤微红为度,然后拔火罐,留罐15～20分钟。起罐后,再用上药涂搽一遍。每日1次,5次为1个疗程。

(6)针刺后拔罐法。

①主治:肩、肘、腕、指、髋、膝、踝、趾关节炎及四肢或全身窜痛。

②选穴:曲池、外关、阿是穴。肩关节炎配肩井、肩髎、肩髃;肘关节炎配天井、手三里;腕关节炎配阳池、阳溪、合谷;指关节炎配中渚、八邪、后溪;髋关节炎配秩边、环跳、关元俞、风市;膝关节炎配梁丘、血海、膝眼、阳陵泉、委中、足三里;踝关节炎配悬钟、昆仑、解溪、丘墟;趾关节炎配申脉、足临泣、公孙、八风;四肢窜痛配合谷、阳陵泉、足三里;全身窜痛配椎、风池、肝俞、关元俞、申脉。

③操作:以上配穴可根据病情加减,灵活取穴。每次用1个主穴,2～3个配穴。先用毫针刺入,留针10～15分钟。出针后再拔罐,留罐15～20分钟。隔日1次。或痛痹拔罐后加温灸;行痹用闪罐法;热痹用刺血拔罐法。均10次为1个疗程。

(7)留针拔罐法。

①主治:风湿性关节炎。

②选穴:随患部位取穴。肩关节炎取肩髃、肩髎、肩井、天宗,或局部压痛点;肘关节炎取曲池、天井、手三里,或局部压痛点;腰髋关节炎取腰阳关、关元俞、小肠俞、膀胱俞、秩边、环跳,或局部压痛点;膝关节炎取梁丘、血海、膝阳关、曲泉、鹤顶、内膝眼、外膝眼、足三里,或局部压痛点;踝关节炎取绝骨、解溪、丘墟、太溪、昆仑,或局部压痛点。

③操作:先以针刺,用泻法(或根据身体情况用平补平泻法)。但针刺得气必到病所,留针5～10分钟后,再捻针1次。然后按针刺部位选好罐的型号,将针扣在罐里,留罐10～15分钟,再把罐启下,捻针1次,留针10分钟。一般每日或隔日1次,12次为1个疗程。如果施罐部位瘀血过重,患病部位可每日针刺,但施罐则间日1次,以防患处皮肤损伤。每个疗程间隔5～7日。

(8)针罐法。

①主治:风湿痛痹,或膝关节肿大、积液明显,同时伴有痛胀,屈伸困难,病程较长者。

②选穴:以局部取穴为主,辅以循经取穴。上肢取肩髃、肩髎、曲池、外关、合谷;下肢取风市、梁丘、阴陵泉、阳陵泉、悬钟、昆仑、丘墟等。

③操作:用针罐法,先检查肿大的关节处,指下如有波动感,先在波动处用

火针连刺数下，待黄白色透明液体流出时，用手指按压针孔周围，促进液体尽量流出。然后用火罐拔于针孔处 5～10 分钟，起罐后用绷带包扎针孔处。若关节不肿大则按上述上下肢取穴，用泻法针刺，起针后(或留针)拔罐 10～15 分钟。每日或隔日 1 次，5 次为 1 个疗程。

思　考　题

1.1　简述拔罐疗法的作用原理及功效。

1.2　简述拔罐的适应证和禁忌证。

1.3　简述拔罐前要做哪些准备。

1.4　简述常见的拔罐方法及作用特点。

1.5　简述拔罐疗法的操作要点及注意事项。

1.6　简述拔罐的常见反应及处理。

1.7　简述常见疾病的拔罐疗法。

第二章

中国传统养生保健技术教程之刮痧

本章提要

本章阐述了刮痧概述，包括刮痧的历史、刮痧的主要理论基础、刮痧保健治病的作用机制、刮痧的适应证和禁忌证；刮具与刮法，包括刮具，刮痧前的准备，刮痧方法，刮痧注意事项，刮痧治疗应刮、放、排结合，提高刮痧疗效的点线面立体结合，刮痧的优点；刮痧的常见反应及处理，包括刮痧的安全性、痧象诊断、刮痧后的正常反应及处理、刮痧后的异常反应及处理；不同部位全息反射区与刮痧，包括手部全息刮痧、面部全息刮痧、背部全息刮痧；四季刮痧及保健刮痧，包括春季、夏季、长夏、秋季、冬季保健刮痧，畅通血脉刮痧，增强免疫功能刮痧；不同体质刮痧；单穴刮痧及美容刮痧；常见疾病的刮痧疗法。

教学目标

(1)了解刮痧的主要理论基础及保健治病的作用机制、刮痧的适应证和禁忌证、刮痧的优点等。

(2)熟练掌握刮痧方法、注意事项以及异常反应的处理、常见疾病的刮痧疗法。

(3)能应用刮痧疗法调理常见疾病，根据痧象进行诊断，掌握全息反射区刮痧法、穴位刮痧法、美容刮痧法、四季刮痧法及保健刮痧法。

(4)能根据不同体质选择适宜的刮痧方法。

第一节　刮痧概述

刮痧是长期以来我国劳动人民在与疾病做斗争的过程中，总结出来的一套独特且行之有效的治疗方法。它以中医基础理论为指导，施术于皮肤、经络、穴位和病变部位，把阻滞在人体内的病理性代谢产物通过皮肤排泄出来，使病变的器官、组织及细胞得到氧气的补充而活化，从而预防疾病，促进机体康复。

一、刮痧的历史

刮痧是指应用光滑的刮痧板等工具，蘸上刮痧油等润滑剂，在人体表面特定部位，反复进行刮、挤、揪、捏、刺等物理刺激，造成皮肤表面瘀血点、瘀血斑（痧痕），通过刺激体表皮肤及经络，改善人体气血流通，从而达到扶正祛邪、调节阴阳、活血化瘀、清热消肿、软坚散结等功效。

刮痧起源于远古时期，已有几千年的历史。刮痧在我国产生的具体年代已无从考证，但其雏形可追溯到石器时代。当时人们患病往往会用手或石片抚摩、捶击体表的病痛部位，有时会使病痛获得缓解。经过长期的实践、反复验证与经验积累，逐步形成砭石治病的方法，这便是刮痧的雏形。砭石是大家所熟悉的最原始的刮痧工具，它的作用是在人体表面进行压、刮、划、刺等操作。

早期的刮痧与《黄帝内经》所载的砭石疗法或刺血疗法有直接的关系。随着人类社会的进步，一些古籍中逐渐有了刮痧的文字记载。较早记载这一疗法的是元代医家危亦林撰写的《世医得效方》。

明代，痧症的证治已为多位医家所重视。明代出现了“痧症”的称谓，并有了进一步的研究。王肯堂的《证治准绳》、虞抟的《医学正传》、龚廷贤的《寿世保元》、张景岳的《景岳全书》等均记载了有关痧症及治痧的经验，对刮痧的记载更为具体。张景岳认为：“凡毒深病急者，非刮背不可，以五脏之系咸附于背也，或以盐擦亦可。”明代医家张凤逵的《伤暑全书》中，对于痧症的病因、病机、症状都有具体的描述。

清代，痧症流行渐盛，当时有“满洲痧”与“番痧”等名称。又因南北地域与气候各殊，痧的名称则因地而异，如北方称“青筋”；闽、广等地名“瘴气”；江、浙一带称“痧”。此期记述痧症的医学著作很多，最具代表性的治痧专著是清康熙年间郭志邃撰写的《痧胀玉衡》一书。该书全面论述了痧症的种类，各种症的辨证治疗,以及刮痧的方法、工具等。该书对刮痧的推广应用做出了巨大贡献。清代还有许多医家论述痧症,或与刮痧相关的内容。王孟英善于用刮痧治疗温热病。清代著名中医外治大家吴尚先对刮痧给予充分肯定,他说:"阳痧腹痛,莫妙以瓷调羹蘸香油刮背,盖五脏之系,咸在于背,刮之则邪气随降,病自松解。"清代医家夏云将刮痧用于治疗喉科疾病,其所著《疫喉浅论》在卷首列出人体正面、背面刮穴图各一帧,并在其后分别标明30个刮刺的穴位,对刮刺工具、材料、操作、即时疗效等做了说明。另外,清代医家王凯的《痧症全书》、欧阳调律的《治痧要略》、张振鋆的《痧喉正义》、普静的《痧症指微》等书均为痧症方面的著作。晚清暨阳陈氏秘本《痧症要诀》绘有44种痧症图及取穴与操作方法,其中有20余种采用刺血"放痧"法。清代医家有关痧症的论治,总结了刮痧的经验与理论,将刮痧从民间小技演变为一门专科技术,临床应用和流传更加广泛。

民国时期,温主卿的《中国简明针灸治疗学》载有"放痧分经诀",对不同经脉的痧症,取相应的四肢末端穴位"放痧"。

1960年,人民卫生出版社出版了江静波先生所著的《刮痧疗法》一书,开创了现代研究刮痧之先河,将刮痧、放痧、拍痧等以"刮痧"概之,使刮痧走上学术论坛。

20世纪90年代以来,在全球回归自然疗法的热潮中,刮痧疗法比肩成势,并有多部著作问世,如吕季儒的《吕教授刮痧健康法》,王敬、杨金生的《中国刮痧健康法》,张秀勤、郝万山的《全息刮痧法》,侯志新的《经络微针穴区刮痧法》,孔垂成的《中医现代刮痧教程》等。同时,刮痧器具的创新与改革也快速发展,如胡广芹根据人体不同部位解剖特点,设计了"数显刮痧板",更便于临床操作。目前,刮痧已由经验刮痧发展成为中医针灸经络理论指导,循经走穴,内症外治的辨证刮痧;在实践中,扩大了刮痧的应用范围,由原来的治疗痧症发展到临床各科近百余种病症,并涉及养生保健领域;在机理研究上,从活血化瘀、免疫调节、改善新陈代谢等方面进行钻研,使刮痧成为公费医疗、医疗保险的中医特色项目。如今,保健刮痧又被人力资源和社会保障部列为职业劳动技能,并制定保健刮痧师国家职业标准,编写《保健刮痧师》国家职业资格培训教程,成为广大群众自我保健和创业就业的一项劳动服务技能。近年来,维护人体自然生态、无毒副作用、疗效确切的绿色疗法越来越受到人们的青睐,刮痧这一绿色疗法同样广受大众欢迎,成为自我保健、家庭医疗的济世良方,逐渐发展成为一门独特的临床保健治疗学科。

随着改革开放的不断深入，传统医学与现代医学之间的联系越来越密切，作为一种具有保健与治疗双重作用的自然疗法，刮痧在追求回归自然的国际医学大环境中有着良好的应用机遇。

数年前，日本岛田淑子等开设日本刮痧协会，培训学员，引发日本社会的关注和认知。通过对刮痧板改造，重视与系列天然护肤美肤品开发的有机结合，坚持按照中医学阴阳体质选取手法，并提出结合精油美容的刮痧手法，使美容刮痧逐渐进入一般家庭。

刮痧也受到非洲人民的好评。非洲多属于热带雨林气候，地处潮湿，肢体疼痛患者甚多。在无中草药的条件下，采用刮痧治疗痉挛性肩背腰疼痛，疗效快，且方法简便、易操作，不受条件限制，大部分患者治疗 3～5 次即可痊愈，凸显了中医学的优势，深受非洲人民的喜爱。

但在欧美国家，由于中西方文化的差异，以及认知、制度、伦理的差异，刮痧尚未得到官方认可。可见，由于地域和文化差异，各个地域对刮痧的认知不同。

2006 年，中国针灸学会砭石与刮痧专业委员会成立，致力于刮痧行业的标准化工作。

二、刮痧的主要理论基础

刮痧的理论基础主要有以下 3 个方面。

(一)经络学说

经络是人体气血运行的主要通道，也是人体生理病理信息传递的主要通道。《灵枢·经脉》中提道："经脉者，所以能决生死，处百病，调虚实，不可不通。"《灵枢·海论》云："凡十二经脉者，内属于脏腑，外络于肢节。"经络能够沟通脏腑与体表、肌肉、筋骨、四肢百骸等一切组织器官，形成一个互相关联的统一整体，刮痧通过刮痧板刺激人体体表的经络腧穴，调畅气机，疏经通络，活血祛瘀，使阻滞经络的邪气从表而解。另外，各种疾病经过刮痧治疗多有"痧象、痧证"现之于体表皮部，因此可根据刮痧后皮肤出现的痧象进行预后。

(二)脏腑学说

中医认为，人体是一个有机整体，身体内外有着密切的联系。正如《丹溪心法》所言，"有诸内者必形诸外"。无论是由外邪所引起还是由内伤所引起的机体脏腑功能紊乱以及脏腑阴阳气血的失调，其本质(内部病变)会通过现象(外部症候)表现出来。《素问·皮部论》曰:“邪客于皮则腠理开,开则邪入客于络脉,络脉满则注入经脉,经脉满则入舍于腑脏也。”这也为辨证施治提供了依据。刮痧通过对体表的刺激,疏通经络,通过经络的传导,起到调节脏腑气血阴阳、恢复脏腑功能的作用。

(三)全息理论

全息理论认为,机体每一局部均含有整体信息。中医学在治疗局部器官的疾病时,注重从整体调节入手,而在诊断和治疗全身疾病时,又可采取局部的观察和刺激的方法。中医学这一传统诊疗方法又称为“全息诊疗学”。全息理论是全息刮痧的依据。根据生物全息理论,选取穴区进行刮痧治疗的方法称为全息刮痧法。全息刮痧法对提高刮痧疗效具有巨大的作用。通过生物全息理论选取人体局部区域进行刮拭,不仅可以预防疾病,还可以调节阴阳气血,治疗病症。

三、刮痧保健治病的作用机制

(一)中医学对刮痧作用原理的认识

1. 平衡阴阳,阴平阳秘

《素问·生气通天论》言:“阴平阳秘,精神乃治,阴阳离决,精气乃绝。”中医学认为,人是一个统一的整体,保持相对的阴阳平衡,人就处在健康的状态。但是天有八风之邪,地有湿热之气,人有饥饱劳逸,如果外邪入侵或六淫内生,人就会失去阴阳平衡而生病。刮痧本着“实则泻之,虚则补之”的原则,采用补和泻的手法泻其实,补其虚,以求阴阳的平衡,而达到阴平阳秘。

2. 疏通经络,活血化瘀

人体感受外邪或内伤七情,可致气血瘀滞,经络阻塞不通,从而气血不能“温分肉,充腠理”,皮肤的色泽发生变化,肤质粗糙,甚至会出现皮肤病。

刮痧可促进气血运行,活血散瘀。这主要是因为刮拭力度可透过皮肤渗入皮下,外力促进气血的运行,使聚者散,凝者行,气血流通得以正常,逆乱的气机得以恢复,则肌肤得以温煦,腠理得以收紧,皮肤润滑光泽。

3. 清热凉血,排出邪毒

当热邪毒气侵犯人体时,若人体正气不足,不能驱邪外出,则邪毒会滞留体内，阻遏经络；若邪毒未除，则透表入营，伤及营血，迫血妄行，出现皮下出血或肌衄。

《痧胀玉衡》曰："痧毒在气分者刮之；在血分者刺之；在皮肤者焠之。"刮痧过程中，痧点在皮肤渐渐外现，充斥于血液、经络中的热邪毒气则会随之排出，从皮毛透达于外，则经络通畅，气血安和，人则自安。

4. 补养气血，扶助正气

人体最宝贵的莫过于气血，为人体生化之源，人体的各个器官皆需要气血的温煦、濡养、滋润而发挥生理功能。一旦气血偏盛偏衰或经络不畅，则百病萌生。正如寇宗奭所说："夫人之生，以气血为本，人之病，未有不先伤其气血者。"

刮痧可透过皮肤对经络进行良性刺激，从而改善面部和身体的气血流通状况，使经络疏通，气血流畅，瘀血得除，新血得生。气血流畅和充盛，脏腑的功能得到温煦和滋养，人身之正气得到扶助和补充，从而"正气存内，邪不可干"，维护机体的健康。

（二）西医学对刮痧作用机理的认识

1. 刺激神经，调整功能

当外界刺激作用于机体的皮肤后，会引起神经冲动，通过不同途径传递到中枢神经系统，经过大脑的分析后会产生多种微妙的复合感觉，并相应做出有利于机体的反应，以维持机体的健康。

有研究者发现，在人体的表面一定部位进行刮拭，刺激人体的表面感受器，可以大大加强神经系统的反射功能兴奋与抑制的调整，提高人体的防御功能。

2. 增强血流，改善微循环

医学研究证明，在皮肤局部进行刮拭，可以增加局部的血流量，加快淋巴循环，改善微循环。可促使局部的生理代谢产物及时清除，而营养物质得以迅速补充，加快局部的新陈代谢。例如，黑眼圈是由于眼周局部出现微循环障碍，代谢产物不能及时排出，聚集于此。通过刮痧，加快代谢物的排出，改善局部的血流速度，可使黑眼圈得到改善。

3. 自体溶血，平衡功能

刮痧出痧是一种用外在的机械力量，使血管扩张甚至毛细血管破裂，血红蛋白释出，导致皮肤局部形成瘀斑的现象，血斑凝结可以自行溃散，这是自体溶血作用。自体溶血是一个延缓的良性刺激过程，不仅可以促进新陈代谢，而且可调整气机，增强抗病防病能力，并通过对皮肤神经末梢的刺激，强化作用于大脑皮层，继续起到调节大脑的兴奋与抑制过程和调整内分泌系统的作用，促进人体各项功能的平衡。

4. 加快血运，促进代谢

气血周流机体全身，是机体各个系统和组织汲取营养的源泉。刮痧不仅可以使机体的血液循环加快，而且会使淋巴循环增强，增加肌肤和神经末梢的营养，促进机体的新陈代谢，增强各器官的功能活动，调节神经、内分泌系统，使机体各个系统和组织的功能恢复相对平衡，消除疾患。

四、刮痧的适应证和禁忌证

（一）刮痧的适应证

刮痧的适用范围非常广泛，适用于内科、外科、骨科、妇科、儿科、皮肤科、五官科等。刮痧不仅用于疾病的治疗，而且适用于预防疾病和保健养生。

1. 内科疾病

内科疾病包括感冒、咳嗽、哮喘、心悸、健忘、胃脘痛、呕吐、泄泻、便秘、腹痛、胃下垂、眩晕、胁痛、水肿、遗尿、遗精、阳痿、男性不育、风湿、暑湿、秋燥等。

2. 外科疾病

外科疾病包括丹毒、疖病、乳痈、脱肛、急性阑尾炎、急性胆绞痛、急性胰腺炎等。

3. 骨科疾病

骨科疾病包括落枕、颈椎病、腰椎间盘突出症、腰肌劳损、急性腰扭伤、肩周炎、肱外上髁炎、坐骨神经痛、肋软骨炎、肋间神经痛、类风湿性骨关节炎等。

4. 妇科疾病

妇科疾病包括经行先期、经行后期、经行先后无定期、月经过多、经闭、痛经、白带异常、妊娠呕吐、产后缺乳、产后腹痛、阴痒、不孕症、产后大便困难等。

5. 儿科疾病

儿科疾病包括小儿发热、小儿呕吐、小儿泄泻、小儿厌食、小儿遗尿、腮腺炎等。

6. 皮肤科疾病

皮肤科疾病包括缠腰火丹、银屑病、斑秃、湿疹、风疹、蛇皮癣、白癜风等。

7. 五官科疾病

五官科疾病包括睑腺炎、流泪症、沙眼、目痒、目赤肿痛、目翳、远视、近视、视神经萎缩、耳塞、鼻渊、咽喉肿痛、乳蛾、口疮、牙痛、下颌关节紊乱等。

（二）刮痧的禁忌证

(1)有出血倾向的疾病，禁用本法或慎用本法。血小板减少、过敏性紫癜、白血病等，不宜用泻法刮痧。

(2)危重病人，应去医院由医务人员采取综合治疗。各种急性传染性疾病、急性感染病、心脑血管病急性期、各种急腹症、危重症慎用刮痧。

(3)新发生的骨折患部不宜刮痧，须待骨折愈合后方可在患部周边用补法痧。外科手术瘢痕处亦应在 2 个月以后方可局部刮痧。

(4)原因不明的肿块及恶性肿瘤部位禁刮，可在肿瘤部位周围进行补刮。

(5)恶性肿瘤患者手术后，瘢痕局部慎刮。

(6)传染性皮肤病及皮肤不明原因的包块等，不宜直接在病灶部位刮拭。

(7)年老体弱者、空腹、女性面部，禁用大面积泻法刮拭。

(8)对刮痧恐惧或过敏者，禁用本法。

(9)孕妇、妇女经期，禁刮下腹部及三阴交、合谷、足三里等穴位，且刮拭手法宜轻，用补法。

(10)下肢静脉曲张患者最好不刮痧，若要刮痧也要谨慎，宜用补刮法和平刮法从下向上，手法尽量放松。

(11)心力衰竭、肾衰竭、肝硬化腹水或全身重度水肿等患者，刮痧易对其身体造成更大的伤害。

(12)醉酒、过饥、过饱、过渴、过度疲劳者禁刮。

(13)糖尿病患者皮肤抵抗力减弱，血管脆性增加，不宜用泻刮法。

(14)不同种类皮肤病刮拭方法注意事项：皮肤病患者，皮肤处干燥、无炎症、无渗液、无溃疡者(如神经性皮炎、白癜风、银屑病等病症)，可直接在皮损处刮拭。皮肤及皮下无痛性良性结节部位亦可直接刮拭。皮损处有化脓性炎症、渗液溃烂，以及急性炎症红、肿、热、痛者(如湿疹、疱疹、疔、疖、痈、疮等病症)，不可在皮损处或炎症局部直接刮拭，可在皮损处周围刮拭。

第二节 刮具与刮法

刮痧所使用工具的材质不固定,样式多样,许多日常用具均可以作为刮痧工具。刮具包括刮痧器具和刮痧介质。传统的刮具与新型改良刮具有所不同。传统刮具取材方便,种类繁多。新型改良刮具购买方便,新型改良刮痧介质使用方便,有利于提高临床疗效。

一、刮具

(一)传统刮具

1. 传统刮痧器具

(1)根据材质分类。

①水牛角刮痧板:用天然水牛角加工制成,具有清热、解毒、化瘀、消肿的作用(图 2.1)。

②砭石刮痧板:用特殊的砭石加工制成,具有镇静、安神、祛寒的作用(图 2.2)。

③陶瓷刮痧板:用陶瓷材料烧制而成,具有耐高温、防静电的作用。

④玉石刮痧板:用玉石材料加工而成,具有清热、润肤、美容的作用。

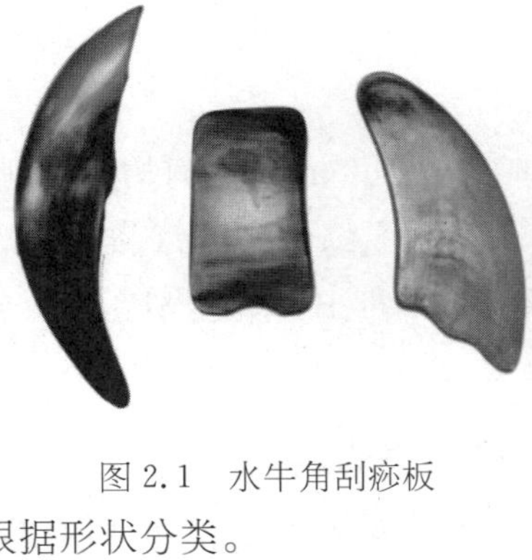

图 2.1 水牛角刮痧板

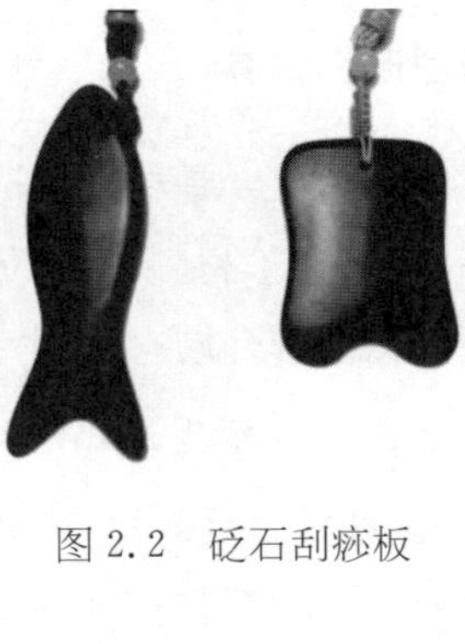

图 2.2 砭石刮痧板

(2)根据形状分类。

①椭圆形刮痧板:呈椭圆形或月圆形,边缘光滑,宜用于人体脊柱双侧、腹部和四肢肌肉较丰满的部位。

②方形刮痧板:一侧薄而外凸为弧形,对侧厚而内凹或为直线形,呈方形,

宜用于人体躯干、四肢部位。

③缺口形刮痧板:边缘设置有缺口,以扩大接触面积,减轻疼痛,宜用于手指、足趾、脊柱部位。

④三角形刮痧板:呈三角形,棱角处便于点穴,宜用于胸背部、肋间隙、四肢末端部位。

⑤梳形刮痧板:呈梳子状,可以保护头发,宜用于头部。

2. 传统刮痧介质

刮痧介质是指为减少阻力,减轻被刮痧者疼痛,同时加强治疗效果,涂抹在刮痧部位的润滑剂。传统的刮痧介质分为水、油剂、中药煎剂、酒剂、膏剂等。

(1)水。一般凉开水即可。

(2)油剂。生活中的植物油和食用油皆可,如芝麻油、花生油、菜籽油、色拉油、橄榄油等。一般以芝麻油和橄榄油最佳,因为芝麻油具有清热解毒、养颜美容、活血通络作用,而橄榄油具有活血通络、养颜美容、防癌、抗衰老作用。

(3)中药煎剂。根据中医辨证论治的思想,以及患者的证型,配用不同中药煎煮,取其药液作为痧疗介质。例如,风寒证选用麻黄、桂枝、羌活等;风热证选用薄荷、防风、桑叶等;血证选用桃仁、红花、威灵仙等。

(4)酒剂。用白酒(高粱酒、米酒等)或者根据被刮痧者体质而配制的药酒作为痧疗介质,具有疏通经络、温经散寒、祛除病邪的作用。

(5)膏剂。用中药加工而成的软膏状的痧疗介质,如活血化瘀膏等。根据被刮痧者的不同情况,可以制作不同的膏剂。

(二)新型改良刮具

新型改良刮具主要是材质、外形和功能方面的改进。有树脂、硅胶、磁石等制成的刮痧板,高分子材料、食盐及中药等制成的刮痧砂,亚麻制成的刮痧巾等。而新型改良刮痧介质有专用痧疗油、痧疗乳、B超黏合剂等。

1. 新型改良刮痧器具

(1)树脂刮痧板。具有抗摔、不易损坏的特点。目前已经制作出多种性状的树脂刮痧板。同时因其化学性质稳定,没有偏性,不会产生任何化学作用,所以适合各种病症的刮痧。

(2)硅胶刮痧板。具有光滑好用、不易损坏的特点。由于硅胶化学性质稳定,不会产生副作用,同时不具有偏性,因此硅胶刮痧板可以用于多种病症。其质地柔软，适合痛阈低者使用；也可用于拍痧，刺激量小，不易损伤皮肤。

(3)磁石刮痧板。将磁疗技术融入痧疗，具有疏通经络、消炎止痛等独特治疗作用，二者结合，可以提高临床治疗效果。

(4)刮痧砂。具有与皮肤接触密切、痧疗与药疗合一的特点。

2. 新型改良刮痧介质

新型改良刮痧介质融入现代提取技术，具有干净舒适、疗效好、无毒副作用的特点。常用的新型改良刮痧介质有专用痧疗油、痧疗乳、B超黏合剂等。

(1)专用痧疗油是由中草药与植物油精炼而成的油剂，具有清热解毒、活血化瘀、解肌发表、缓解疼痛、帮助透痧及润滑护肤增效等作用。宜用于成人刮痧，或刮痧面积大者，或皮肤干燥者。

(2)痧疗乳是由天然植物提取物、维生素等制成的乳剂，具有改善血液循环、促进新陈代谢、润滑护肤增效的作用。宜用于儿童刮痧，或面部刮痧，或进行走罐操作时。亦可用乳香、没药等中草药制成的按摩乳替代刮痧乳，具有活血化瘀、通络止痛作用。

(3)B超黏合剂安全、无毒副作用，不具有寒热偏性，可用于多种病症。同时易于擦拭，不会弄脏衣服，容易被刮痧者接受。

二、刮痧前的准备

(一)工具选择

根据病情需要和操作部位选择不同的刮痧器具和刮痧介质。尤其注意刮痧介质要适合患者病情，避免犯寒热虚实之戒。

(二)部位选择

选取适当的部位，以经脉循行和病变部位为主，常刮部位有头、颈、肩、背、腰及四肢等。施术部位应尽量暴露，便于操作。

(三)体位选择

根据病症特点、刮痧部位和被刮痧者体质等，选择被刮痧者舒适持久、术者便于操作的治疗体位。

1. 坐位

被刮痧者侧身坐于椅上，一只手扶于椅背上；或双腿分开，面向椅背坐于椅上，双手扶于椅背上；或坐于方凳、圆凳上或床边，双手扶于桌边或床边，暴露头、颈、肩、上肢和背部。该体位适用于头面部、颈项部、肩部、背部和上肢部位的刮痧。头痛、感冒、颈痛、肩痛等病刮痧时，多选择此种体位。

2. 仰靠坐位

被刮痧者坐于椅上，背部靠于椅背，暴露颈前部及胸前部位。该体位适用于面部、颈前、胸部、肩部和上肢部位的刮痧。咽部不适、慢性支气管炎、气管炎、肩痛等病症痧疗、全身痧疗及面部美容时，多选择此种体位。

3. 扶持站位

被刮痧者前倾稍弯腰站于床、桌或椅前，双手扶床边、桌边或椅背，使背部、下肢部暴露。扶持站位适用于背部、腰部、臀部和下肢部位的刮痧。背痛、腰痛、腿痛及下肢不适等病症刮痧时，多选择此种体位。

4. 仰卧位

被刮痧者仰卧于床上，暴露面部、胸部、腹部及上肢内侧。该体位适用于面、胸、腹部和上肢内侧的刮痧。腹泻、腹痛、肥胖等病症刮痧、全身刮痧、面部美容及心肺不适被刮痧者的胸部刮痧时，多选择此种体位，尤其适用于老年人。

5. 俯卧位

被刮痧者俯卧于床上，暴露头后、颈、背、臀部及下肢后侧。适用于头后部、颈部、肩上部、背腰部、臀部和下肢内、外、后侧的刮痧。颈痛、肩痛、背痛、腰痛、疲劳、腿痛、失眠等病症刮痧、全身刮痧，以及背部刮痧配合罐疗、走罐时，多选择此种体位。

6. 侧卧位

被刮痧者侧卧于床上，暴露侧半身及身体前后侧。该体位适用于肩部、臀部和下肢外侧的刮痧。肩周疼痛、髋部疼痛及下肢一侧骨关节疼痛刮痧时，多选择此种体位。

（四）消毒

1. 刮痧板

刮痧板应及时消毒，不同材质的刮痧板应用不同的消毒方法。

(1)水牛角痧疗板宜用 1∶1 000 的新洁尔灭，或 75%医用酒精，或 0.5%的碘伏进行擦拭消毒。

(2)砂石、陶瓷、玉石痧疗板除了按照以上擦拭消毒之外,还可选用高温、高压或煮沸消毒。

2. 部位

刮痧部位应用热毛巾,或一次性纸巾,或75%酒精棉球,或生理盐水进行清洁或消毒。

3. 施术者

施术者双手应用肥皂水或洗手消毒液清洗干净,或用75%酒精棉球擦拭清洁。

(五)环境准备

刮痧时,治疗室内应保持整洁卫生,温度适中,以被刮痧者感觉舒适为宜。

三、刮痧方法

(一)操作种类

1. 持具操作

(1)直接刮法。在施术部位涂刮痧介质后,用痧疗器具直接接触被刮痧者皮肤,在体表反复进行刮拭或团揉,至皮下呈现痧痕或潮红为止。

(2)间接刮法。先在被刮痧者要刮拭的部位盖一层薄布,然后再用刮痧器具在布上刮拭。该法可保护皮肤,适用于儿童、年老体弱者及高热、中枢神经系统感染、抽搐、某些皮肤病者。

2. 徒手操作

徒手操作包括揪痧法、扯痧法、挤痧法、拍痧法。

(1)揪痧法。在施术部位涂痧疗介质后,施术者五指屈曲,用食、中二指的第二指节将施术部位的皮肤与肌肉揪起,然后瞬间用力向外滑动再松开,这样一揪一放,反复进行,并连续发出"啪啪"的声响。在同一部位连续操作6~7次,被揪起部位的皮肤就会出现痧点。该法常用于印堂穴。

(2)扯痧法。用食指、拇指提扯被刮痧者的皮肤和(或)一定的部位,使表浅的皮肤和(或)部位出现紫红色或暗红色的痧点。该法主要应用于头部、颈项、背部、面部,如太阳穴。

(3)挤痧法。用拇指和食指在施术部位用力挤压,连续挤出片状或块状紫红斑为止。该法常用于大椎穴。

(4)拍痧法。用手拍打或用痧板拍打体表施术部位，一般选择痛痒、胀麻处作为施术部位，如上肢肘窝。

(二)握板方法

要刮痧首先要学会正确的持板方法，也就是握板方法，否则刮痧时容易疲惫且效果不佳。

1. 普通刮痧板的握板方法

刮痧板的长边横靠在掌心，拇指和其他四指弯曲，分别握住刮痧板的两边，指尖尽量靠近刮痧板接触皮肤的边缘，刮痧时用掌心的部位向下按压。

2. 铜质刮痧板的握板方法

握板方法分为水平握板法和垂直握板法。水平握板法以刮痧板的尖端对准虎口，拇指与其余四指分别位于刮痧板两侧，手指自然卷握，同时用力控制住刮痧板。垂直握板法是食指、中指和拇指在刮痧板两侧，其余两指自然卷握。

(三)操作技巧

1. 面刮法

手持刮痧板，刮拭时用疗板的 1/3 边缘接触皮肤，刮拭的方向呈 30°～60°角，以 45°角应用最为广泛。利用腕力多次向同一方向刮拭，要有一定的刮拭长度。该法适用于身体比较平坦部位的经络、穴位。

2. 角刮法

用刮痧板角部在施术部自上而下刮试，刮痧板与刮拭皮肤呈 45°角。

3. 点按法

刮痧板角部与施术部位呈 90°角，由轻到重逐渐加力，片刻后猛然抬起，使肌肉复原，多次重复，手法连贯。该法适用于软组织和骨骼凹陷部位，如肩髃穴。

4. 拍打法

用刮痧板一端的平面拍打施术部位。该法多用于四肢，特别是肘窝和腘窝部位。

5. 按揉法

刮痧板角部与施术部位呈20°角，做柔和的旋转运动。刮痧板平面始终不离开所接触的皮肤，速度较慢，按揉力度应深透至皮下组织或肌肉。

6. 厉刮法

刮痧板角部与施术部位呈90°角，刮痧板始终不离开皮肤，并施以一定的压力做短距离前后或左右摩擦。该法适用于头部全息穴区。

7. 长刮法

刮痧板与施术部位呈90°角，自上而下进行刮拭。用力要均匀、平稳、和缓，连续不断，刮拭面宜长，如从肘、膝关节部位刮至指、趾尖。该法适用于经络调理，以及放松肌肉，消除疲劳。

8. 团揉法

将刮痧砂放置在被刮痧者皮肤上，施术者用手隔砂团揉，用力要和缓均匀。

(四)补泻手法

刮痧手法可分为补法、泻法和平补平泻法。刮痧的补泻作用，取决于操作力量的轻重、速度的急缓、时间的长短、刮拭的方向及作用的部位等诸多因素，可起到促进机体功能或抑制其亢进的作用。中医学认为，“实则泻之，虚则补之”，补和泻是两种作用相反但又相互联系的施治方法，可调节阴阳平衡，增强人体正气。

1. 补法

一般来说，凡刺激时间短、作用浅，对皮肤、肌肉、细胞有兴奋作用的手法，称为补法；凡作用时间较长，能兴奋脏器的生理功能的轻刺激刮法，称为补法；凡操作速度较慢的手法，称为补法。补法临床多用于年老、体弱、久病、重病或形体瘦弱者。

2. 泻法

凡刺激时间长、作用较深，对皮肤、肌肉组织有抑制作用的手法，称为泻法；凡作用时间较短，能抑制脏器的生理功能的重刺激刮法，称为泻法；凡操作速度较快的手法，称为泻法。泻法临床多用于年轻、体壮、初发病、急病或形体壮实者。

3. 平补平泻法

平补平泻有3种刮拭法：①按压力大，速度慢。②按压力小，速度快。③按压力中等，速度适中。平补平泻法常用于日常保健或虚实夹杂证的痧疗。

(五)刮痧与其他疗法配合

1. 刮痧罐疗法

刮痧与罐疗配合使用，先痧疗，然后在刮痧的部位留罐或走罐。该法适用于背部和下肢部位的病症，如肩颈痛、腰背痛及失眠、痤疮等。

2. 刮痧按摩法

刮痧与按摩配合使用，可先按摩后刮痧，也可先刮痧后按摩。该法适用于颈部、背腰部及四肢部位。按摩后刮痧，可增强按摩的效果；刮痧后按摩，可促进血液循环和痧斑的吸收，提高刮痧效果。

(六)刮痧的5个度

1. 角度

刮痧板和皮肤的接触面保持45°～90°进行刮痧，面部刮痧角度宜小，以15°为宜。

2. 长度

从刮痧的起点到终点，长度为10～15厘米。若刮拭的静脉较长，则可分段刮拭。

3. 速度

速度要徐而和。徐即慢；和即操作者心境要平和，手持刮痧板要柔和，刮痧板在刮痧面接触要柔和，不急不缓。只有操作者心境平和，手臂才会放松，刮痧的力度才能刚中带柔，才有渗透性。

4. 程度

大部分人都是可以出痧的，建议刮透为佳。何为刮透？被刮痧的部位，不随刮痧力道或者刮拭次数的增加而出现新的痧，该部位即为刮透。是否刮透决定着疗效，因此刮痧时重点部位要尽量刮透。

5. 力度

力量适中均匀。刮拭过程中要始终保持一定的按压力度。不过，骨骼凸出处、脂肪较少处以及大血管所在处都要适当减轻按压力度。

(七)刮痧时间

一般情况下,刮痧时间保持在30分钟之内。身体强壮者可适当延长刮痧时间,身体虚弱者可适当缩短刮痧时间。

(八)刮痧的顺序和方向

(1)刮痧顺序。一般都是先刮阳经,后刮阴经;先刮头部、颈背部,后刮胸腹部、四肢;先刮上部,后刮下部。

(2)刮痧方向。躯干和四肢都是从上向下刮;当肢体有静脉曲张和肢体浮肿时,要从下往上刮。

(3)面部刮痧时,速度要慢,按压力要小,自内而外,依次按照额头区、眼周区、面颊区、口唇区、鼻区、下颌区的顺序轻轻刮拭。

(九)刮痧操作方法与要求

(1)要根据不同的疾病和病情、不同的刺激部位,选择合适的刮具和刮法。

(2)施用刮具,一般以右手掌握刮痧工具,灵活利用腕力、臂力,切忌蛮力。刮治时,硬质刮具(如牛角刮痧板、硬币等)的钝缘与皮肤之间呈45°角为宜,切不可成推、削之势。如刮拭头额、肘、膝、腕、踝及小儿皮肤时,可使用柔软刮具(如植物团、棉纱线团等)。腹部柔软处还可用食盐以手指擦之,或用撮痧法、挑痧法等。

(3)刮治时,用力要均匀、适中,由轻到重(不可忽轻忽重),以被刮痧者能忍受为度。刮拭面尽量拉长。

(4)刮痧时,要顺着一个方向刮,不要来回刮,以皮下出现微紫红或紫黑痧点、斑块为度。刮完一处之后,再刮另一处,不可无顺序地东刮一下、西刮一下,也不可无目的(无治疗方案)地乱刮。

(5)对疾病的治疗,一般都要蘸取介质,一边蘸介质,一边刮拭,边蘸边刮,直至皮肤出现痧痕。初次刮痧,不可一味强求出痧痕,不明显也可。

(6)保健刮痧和头部刮治多轻刮,可不用介质,亦可隔衣刮拭。刮治力度以被刮痧者能忍受为度。

(7)一般刮治数分钟,凡有病原之处,刮拭皮肤表面就会出现红紫色瘀点,或密集的红紫黑色瘀点,重则为青黑瘀血斑块。有痛感,如无反应,则无病灶。

(8)刮出的瘀痕 3～7 天后才会消失，无痛感时，才能施行第 2 次刮拭，其间，可刮拭其他部位，如骨骼、关节部位，可用刮板棱角刮拭。一般刮治后两三天内患处会有疼痛现象，这是正常反应，若刮拭部位不当，或手法不当，均无副作用。

(9)刮完后擦干水渍、油渍，让被刮痧者穿好衣服，休息一会儿，再适当饮用一些姜糖水或白开水。

(十)人体各部位刮痧顺序与方向

刮痧操作要按照一定的顺序与方向进行，不能乱刮，其总的要求是：①刮痧顺序：任何疾病均宜先刮拭颈项部，再刮其他患处。一般原则是：头颈部→脊柱及其两侧→胸部→腹部→四肢部和关节。关节部位应按其结构采用点揉和挤压手法。刮拭经络穴位顺序，先从上到下，再由内到外，每个部位一般先刮阳经，再刮阴经，从左到右地进行刮拭。任何疾病都宜首先刮拭大椎穴及足太阳膀胱经的魄户、膏肓、神堂穴，然后再刮其他经脉线及患处局部，刺激强度可根据病情而定。②刮拭方向：一般原则是按照由上而下、由内到外、由左到右的顺序刮拭。头部由上到下直刮，或从内到外横刮；肩胛部由上到下或从阴到阳横刮；背腰部、胸腹部由上到下，从内到外刮；上下肢由上而下刮；面部、胸肋部由内而外斜刮。均直接(或间接)在人体体表、经络线上反复按同一方向刮拭，至皮肤出现瘀痕为止。撮痧或挑痧亦可按上述顺序和方向。

1. 头部的刮痧顺序与方向

(1)刮法要求。头部有头发覆盖，须在头发上面用刮板刮拭，不必涂刮痧润滑剂，此为间接(隔发)刮痧法。为增强刮拭效果，可使用刮板边缘或刮板角部刮拭，每个部位刮 30 次左右，刮至头皮发热为宜。手法采用平补平泻法，刮痧者一手扶被刮痧者头部以保持头部稳定。

(2)顺序与方向。

①刮拭头部两侧：从头部两侧太阳穴开始至风池穴经过的穴位为头维、颔厌、悬颅、悬厘、率谷、天冲、浮白、脑空穴等。

②刮拭前头部：从百会穴开始至前头发际，经过的穴位为前顶、通天、囟会、上星、神庭、承光、五处、曲差、正营、当阳、头临泣穴等。

③刮拭后头部：从百会穴开始至后头发际，经过的穴位为后顶、络却、强间、脑户、玉枕、脑空、风府、哑门、天柱穴等。

④刮拭全头部：以百会穴为中心，呈放射状的方向全头部刮拭。经过全头

穴位和运动区、感觉区、语言区、视区、胃区、胸腔、生殖区等。

(3)作用与主治:具有改善头部血液循环,疏通全身阳气之作用,可预防和治疗脑卒中及脑卒中后遗症、神经衰弱、头痛(各种类型)、脱发、失眠、高血压病、眩晕、记忆力减退、头发早白、感冒等。

(4)注意事项。

①头部刮痧时不需要涂抹刮痧润滑剂。

②头部刮痧手法应采用平补平泻法或补法。

③若刮拭时局部有痛、酸、胀、麻等感觉是正常现象,坚持刮拭即可消失。

④给被刮痧者头部刮痧时,宜双手配合,一手扶持被刮痧者头部,一手刮拭,以保持头部稳定与安全,提高治疗效果。

2. 面部的刮痧顺序与方向

(1)刮法要求。因为面部出痧影响美观,所以手法要轻柔,以不出痧为度、面部皮肤有发热感为宜,方向由内向外按肌肉走向刮拭。可每天刮拭 1 次。

(2)顺序与方向。

①刮拭前额部:从前额正中线分开,两侧分别由内向外刮拭。前额包括前发际与眉毛之间的皮肤。经过的穴位有印堂、攒竹、鱼腰、丝竹空等。

②刮拭两颧部(承泣至巨髎、迎香至耳门、听宫的区域):分别由内向外刮拭,经过的穴位有承泣、四白、颧髎、巨髎、下关、听宫、听会、耳门等。

③刮拭下颌部:以承浆穴为中心,分别由内向外上刮拭,经过的穴位有承浆、地仓、大迎、颊车等。

(3)作用与主治。具有养颜祛斑美容的功效。主治颜面五官的病症,如眼病、鼻病、耳病、面瘫、雀斑、黄褐斑、口腔疾病、痤疮等,并具有防衰、美容等功效。

(4)注意事项。

①面部刮痧不需涂抹润滑剂。若需润滑可用水蒸气或清水(温热水最佳)湿润脸部皮肤。

②面部刮痧手法宜用补法,禁用泻法。

③面部刮痧宜用刮板棱角或前缘 1/3 的部位刮拭,便于掌握刮拭部位而不损伤皮肤。

④面部刮痧以疏通经络、促进气血循环为目的,不必出痧。

⑤面部刮痧宜采用时间短、力量轻而次数多,即一天数次的刮拭方法。

3. 颈部的刮痧顺序与方向

(1)刮法要求。颈后高骨为大椎穴,用力要轻柔,用补法,不可用力过重,可用刮板棱角刮拭,以出痧为度。肩部肌肉丰富,用力宜重些,从风池穴一直刮到肩髃穴,应一次到位,中间不要停顿。一般用平补平泻法。

(2)顺序与方向。

①刮拭后颈部正中线(督脉颈部循行部分):从哑门穴开始刮拭至大椎穴。

②刮拭颈部两侧到肩上:从风池穴开始至肩井、巨骨穴,由内上向外刮拭,经过的穴位为肩中俞、肩外俞、天髎、秉风等。

(3)作用与主治。人体颈部有 6 条阳经通过,其中精髓直接通过督脉灌输于脑,颈部是必经之路,所以经常刮拭颈部具有滋阴潜阳、补益人体正气、防治疾病的作用。可主治颈、项病变,还可治疗头脑、眼睛、咽喉等病变,如感冒、头痛、近视、咽炎等病。

(4)注意事项。

①后颈部正中线,刮痧时尤其在颈 7 大椎穴处,用力要轻柔(用补法),不可用力过重,以防损伤脊柱。

②若患者颈椎有棘突,可用刮板棱角点按在两棘突之间刮拭,即点按,忌刨刮。

③从颈两侧到肩上刮拭时,一般应尽量拉长刮拭,即从风池穴一直刮到肩井穴附近,中途不停顿。颈部到肩上肌肉较丰富,用力可稍重,一般用平补平泻法较多,即用力量重、频率慢的手法。

4. 背部的刮痧顺序与方向

(1)刮法要求。背部刮痧包括胸椎部、腰椎部和骶椎部的刮痧。背部由上向下刮拭,一般先刮后背正中线的督脉,再刮两侧的膀胱经脉和夹脊穴。背部正中线刮拭时手法应轻柔,用补法,可用刮板棱角点按棘突之间。背部两侧可视患者的体质、病情选用补泻手法,用力要均匀,中间不要停顿。

(2)顺序与方向。

①刮拭背部正中线:从大椎穴至长强穴,即由上向下刮拭,用补法,用力宜轻而均匀,中间不要停顿。

②刮拭背部两侧(膀胱经脉位于督脉旁开 1.5 寸和 3 寸处,夹脊穴位于后正中线旁开 0.5 寸):由上向下(从左到右、从内到外)刮拭,手法可稍重些,依据患者的体质、病情选择补泻手法。

(3)作用与主治。具有调整脏腑、平衡阴阳、扶正祛邪作用，可主治全身五脏六腑的病症。例如，刮拭心俞穴可治疗心脏疾病，如冠心病、心绞痛、心肌梗死、心律失常等，若出现压痛或明显出痧斑时，即表示心脏有病变或预示心脏即将出现问题，其他穴位以此类推。背部刮痧还有助于诊断疾病。例如，刮拭胆俞穴可治疗黄疸、胆囊炎、胆道蛔虫症、急慢性肝炎等，刮拭大肠俞穴可治疗肠鸣、泄泻、便秘、脱肛、痢疾、肠痈等，刮拭肺俞穴可治疗肺脏疾病，如支气管哮喘、肺气肿、支气管炎等。

(4)注意事项。

①背部正中线(督脉循行部分)刮拭时不可用力过大，以免伤及脊椎。身体瘦弱、脊椎有棘突者，可由上而下用刮板棱角点按两棘突之间刮拭。

②背部两侧刮拭可视患者的体质、病情选用补法、泻法或平补平泻法，用力均匀，尽量拉长刮拭。

5. 胸部的刮痧顺序与方向

(1)刮法要求。胸部由心、肺二脏所居，外有骨骼护之，故刮拭时，前正中线(任脉循行部分)由上向下刮拭，两侧按肋间隙走向分别由内向外刮拭。用力要轻柔，用平补平泻法。乳头处禁刮。

(2)顺序与方向。

①刮拭胸部正中线：从天突穴经膻中穴向下刮至鸠尾穴。用刮板角部自上而下刮拭。

②刮拭胸部两侧：从正中或由内向外刮，先左后右，用刮板整个边缘由内向外沿肋骨走向刮拭。中府穴处宜用刮板角部从上向下刮拭。

(3)作用与主治。具有宽胸理气、扶正祛邪作用。主治心、肺疾病，如冠心病、心绞痛、心律失常、慢性支气管炎、支气管哮喘、肺气肿等。还可预防和治疗妇女乳腺炎、乳腺小叶增生、乳腺癌等。

(4)注意事项。

①刮拭胸部正中线时，不可用力过大、过猛，以防伤及内脏。

②胸部两侧刮拭一般采用平补平泻法或补法。对于久病体弱、胸部肌肉瘦削的患者，刮拭时可用刮板棱角沿两肋间隙之间刮拭。

6. 腹部的刮痧顺序与方向

(1)刮法要求。刮拭时，用力要轻柔、均匀，频率快且次数多，以出痧斑为度。可每日 1 次。

(2)顺序与方向。

①腹部正中线(任脉循行部分)：从鸠尾穴至水分穴、从阳交穴至曲骨穴刮拭。

②刮拭腹部两侧：从幽门、不容、日月穴向下，经天枢、肓俞至气冲、横骨穴，从上向下刮拭。

(3)作用与主治。具有调整脏腑，扶正祛邪作用。可主治肝胆、脾胃、肾与膀胱、大小肠病变。

(4)注意事项。

①空腹或饭后半小时以内禁在腹部刮拭。

②神阙穴(脐中)禁涂油和刮痧。

③肝硬化腹水、胃出血、腹部新近手术、肠穿孔等急腹症患者禁刮腹部。

7. 四肢的刮痧顺序与方向

(1)刮法要求。刮拭四肢(上、下肢)时，遇关节部位不可强力重刮。一般部位可稍加用力刮拭30～50次，以出现痧斑为度。依据患者的体质、病情选用补泻手法，可每日或隔日1次。

(2)顺序与方向。

①刮拭上肢内侧部：从上向下(经过手三阴经，即手太阴肺经、手厥阴心包经、手少阴心经)刮拭。

②刮拭上肢外侧部：从上向下(经过手三阳经，即手阳明大肠经、手少阳三焦经、手太阳小肠经)刮拭。

③刮拭下肢内侧部：从上向下(经过足三阴经，即足太阴脾经、足厥阴肝经、足少阴肾经)刮拭。

④刮拭下肢前面部、外侧部、后面部：从上向下(经过足三阳经，即足阳明胃经、足少阳胆经、足太阳膀胱经)刮拭。

(3)作用与主治。具有补虚泻实、调节阴阳作用。可主治全身性病症。手太阴肺经主治肺脏病症，手少阴心经主治心脏病症。足阳明胃经主治消化系统病症。四肢肘、膝以下穴位，可主治全身疾病，井、荥、输、经、合五输穴都分布在肘、膝关节以下。

(4)注意事项。

①四肢刮拭应尽量拉长，遇关节部位应用力轻柔，不可强力重刮。

②四肢皮下若遇有不明原因之包块、感染病灶、皮肤溃疡破损、痣瘤等处，应避开刮拭。

③四肢多见的急性关节创伤、挫伤之处，不宜刮痧。

④下肢静脉曲张、水肿患者，刮痧时应从下向上刮拭。

8. 膝关节的刮痧顺序与方向

(1)刮法要求。膝关节结构复杂，刮痧时宜用刮板棱角刮拭，以便掌握刮痧的正确部位、方向，而不致损伤关节。刮拭操作要轻柔，用力要均匀，以出现轻痧或发热感为度。

(2)顺序与方向。

①刮拭膝眼：先用刮板的棱角点按、刮拭双膝眼，由里向外，宜先点按深陷，然后向外刮出。

②刮拭膝关节前面部(足阳明胃经经过膝关节前面部分)：膝关节以上部分从伏兔经阴市至梁丘穴，膝关节以下部分从犊鼻至足三里穴，从上向下刮拭。

③刮拭膝关节内侧部(足三阴经经过膝关节内侧部分)：刮拭血海、曲泉、阴陵泉、膝关、阴谷等穴。

④刮拭膝关节外侧部(足少阳胆经经过膝关节部分)：刮拭膝阳关至阳陵泉等穴。

⑤刮拭膝关节后面部(足太阳膀胱经经过膝关节后侧部分)：刮拭殷门、浮郄、委中、委阳、合阳等穴，可重刮。

(3)作用与主治。具有疏通经络、解除粘连作用，可主治膝关节的病变，如增生性膝关节炎，风湿性关节炎，膝关节韧带、肌腱劳损，髌骨软化等。另外，对腰背部疾病、胃肠疾病有一定的治疗作用。

(4)注意事项。

①年老体弱、关节畸形、肌肉萎缩者，刮拭时宜用补法，即力量小、速度慢的刮法刮拭。

②膝关节内有积水者，局部不宜刮，可取远端穴位刮拭。

③膝关节后方及下端刮痧时易起痧疱，疱起时宜轻刮或遇曲张静脉时可改变方向，由下向上刮。

(十一)刮痧时限与疗程

一般应根据不同的疾病和病情以及患者体质状况等因素灵活掌握刮痧时限与疗程。一般每个部位或穴位刮 20 次左右，刺激强度由轻到重，以患者能忍受为度。时间以 20～25 分钟为宜，至皮肤出现痧痕为止。初次治疗时间不宜过长，手法力度不宜太重，如治疗 1 次病就好了，即中止治疗。若病未愈，第 2

次应间隔 5～7 天或患处无痛感时再实施，直到患处清平无斑块，病症自然就痊愈了。其间亦可改刮其他部位或穴位。通常连续治疗 7～10 次为 1 个疗程，间隔 10 天再进行下个疗程。如果刮治完成 2 个疗程仍无效，应进一步检查，必要时应修订治疗方案或配用、改用其他疗法。

（十二）刮痧的护理

刮痧后一般不需要特殊处理，只需要用干净的毛巾或者消毒后的棉球将刮痧部位的刮痧介质擦拭干净即可。若选用刮痧乳或按摩乳，则用手掌快速来回直线摩擦，使之充分吸收即可，同时也能增强疗效。刮痧后，让被刮痧者饮用 500～2 000 毫升的温开水（最好为淡糖盐水），休息 15 分钟左右即可离开。

如果被刮痧者出痧特别多，且呈紫红色甚至紫黑色，最好在痧点特别多的地方刺血，将痧毒排出，有利于身体康复。用细小的针具刺血，皮肤伤口小，出血量少，挤净血后，用无菌干棉球或棉签擦拭或按压即可，伤处可不做其他处理。用较粗大的针具刺血，由于伤口较大，出血量多，出血停止后用无菌干棉团或无菌纱布按压针孔数分钟，再用创可贴或无菌敷料覆盖伤处。刺血后嘱被刮痧者 24 小时之内不能洗澡，注意不要让水接触刮痧处，同时避风寒。凡被污染的针具、器皿、棉球、纱布、手套等均应严格按照国家相关标准进行清洗、消毒、集中存放，并做无害化处理。

刮痧歌

常刮头，气血流，去病强身延年寿；治偏瘫，防中风，心脑开窍智慧增。
常刮脸，血脉通，去病养颜又美容；治面瘫，防感冒，五官疾病有疗效。
常刮肩，颈脉通，消除疲劳好轻松；颈椎病，肩周炎，退热止咳镇咽痛。
刮上肢，调阴阳，阴平阳秘才健康；防手麻，消肿痛，强心理肺心无恙。
刮腰背，阳脉通，脏腑疾病影无踪；刮脊柱，督脉通，增强体质免疫增。
刮胸腹，阴经通，调理脏腑气血兴；脏腑病，乳腺病，化脂减肥有奇功。
刮下肢，壮筋骨，消除疾患血脉通；足不麻，腰不痛，关节滑活行如风。
刮全身，经络通，铲除病根正气充；增免疫，阴阳平，健康幸福乐融融。

四、刮痧注意事项

（一）刮痧前

（1）刮痧需暴露皮肤，且刮痧时皮肤汗孔开泄，如遇风寒之邪，邪气可从开泄的毛孔直接入里，不仅影响刮痧疗效，而且易引发新的疾病。因此，刮痧前要选择合适的治疗场所，空气流通、清新，并注意保暖和避风，夏季不可在有过堂风的地方刮痧。室温较低时应尽量减少暴露部位。

(2)选择舒适的刮痧体位，以利于刮拭和防止晕刮。

(3)刮痧工具要严格消毒，防止交叉感染。刮前须仔细检查刮痧工具，以免刮伤皮肤。

(4)施术者的双手也应消毒。

(5)刮拭前一定要向被刮痧者解释清楚刮痧的一般常识，消除其恐惧心理，取得被刮痧者配合，以免晕刮。

(6)勿在被刮痧者过饥、过饱及过度紧张的情况下进行刮痧。

(二)刮痧中

(1)刮拭手法要用力均匀，以被刮痧者能忍受为度，达到出痧为止。

(2)婴幼儿及老年人，刮拭手法及用力宜轻。

(3)不可一味追求出痧而用重手法或延长刮痧时间。出痧多少受多方面因素的影响。一般情况下，血瘀证出痧多；实证、热证出痧多；虚证、寒证出痧少；服药过多者，特别是服用激素类药物者不易出痧；肥胖者与肌肉丰满者不易出痧；人体的阴经脉较阳经脉不易出痧；室温低时不易出痧。

(4)刮拭过程中，要经常询问被刮痧者感受。遇到晕刮，如出现精神疲惫、头晕目眩、面色苍白、恶心欲吐、出冷汗、心慌、四肢发凉或血压下降、神志昏迷时，应立即停止痧疗。抚慰被刮痧者勿紧张，帮助其平卧，注意保暖，饮温开水或糖水。如仍不缓解，可用疗板角部点按人中穴，力量宜轻，避免重力点按后局部水肿。对百会穴和涌泉穴施以泻法。被刮痧者病情好转后，继续刮内关穴、足三里穴。

(三)刮痧后

(1)刮痧使汗孔开泄，邪气外排，要消耗体内部分的津液，故痧疗后饮 1 杯温水，休息片刻。

(2)刮痧后，为避免风寒之邪侵袭，须待皮肤毛孔闭合恢复原状后(一般需要 3～4 小时)，方可洗浴。

(3)对于某些复杂危重被刮痧者，除刮痧外，还应配合其他疗法，如药物治疗，以免延误病情。

五、刮痧治疗应刮、放、排结合

痧证的疗法主要包括刮痧、放痧和排痧法。

具体来说，若痧在肌肤或入于气分，应采用刮痧的方法，使痧毒尽透肌表而出，多适宜于外感疾病；若痧在血肉，痧毒难以外透肌表，应采用放痧的方法，使痧毒随血而出，多适宜于深部肌肉或骨关节疾病；若痧至脏腑经络、病程缠绵甚而昏迷不醒，或经刮放而痧毒不尽，则应选取清热解毒、顺气活血、通腑排毒等类方药治疗，达到排痧的目的，多适宜于慢性病或疑难杂症。

具体治疗时，不能将此三法机械地割裂开来，应视病情而定，联合使用，才能取得较好的治疗效果。

（一）刮法

刮法即刮痧法，在民间流传得最为广泛。目前多使用水牛角刮痧板或砭石刮痧板，形状多样的刮痧板配合灵活的刮痧手法，使刮痧成为不直接用手的按摩、点穴疗法。刮痧的应用范围扩大到能有效针对 400 多种常见病和多发病，进行预防、保健和治疗。

（二）放法

放法又称刺法、放血法，人体有 10 处常见的放痧部位，即头部百会穴、印堂、两太阳穴、喉中两旁、舌下两旁、双乳、两手十指尖、两臂弯、两足十指尖与两腘窝。刺时只需针尖微微入肉，不必深入。刺头顶百会穴时，挑破略见微血即可，不可直刺。有些部位则不能采用刺法，如腿上的大筋不可刺，腿两边硬筋上筋不可刺。放痧的器具，古代最为推崇银针。另外，放痧必须放尽，而食积、血痰之类的阻滞痧毒，会导致放痧数次而不愈，这时要先消除食积、血痰之类的阻滞，然后尽放其痧毒。该操作最好在医疗机构由医务人员进行，以掌握适应证并防出血过多，同时进行必要的消毒处理，以免造成感染。

（三）排法

排法即采用服用药物的方法进行治疗。经过刮、放之后，肌肤血肉之毒已除，但脏腑经络之毒未尽，需要采用治疗痧证的专门方药继续进行治疗，才能达到治愈疾病的目的。一般来说，采用方药治疗，首先要在肌肤血肉之痧毒经刮、放尽后才能进行，否则很可能用药无效或者需要长时间服药；其次要辨证准确，用药得当。

人体中毒是个渐变过程，现代人的常见病和多发病的发病率提高了，特别是与生活习惯有关的心脑血管病、糖尿病及肿瘤等，与人体中毒有密切的关系。毒素进入人体后，干扰了血液循环，影响了新陈代谢，破坏了人体的免疫协调能力，所以说“毒是万病之源”。历代排毒的治疗经验告诉我们，痧毒最易与肠胃食积相与为患。中毒主要的早期表现有：口臭、便秘、腹泻、不规则肠道移动、胀气；经常性无明显原因的头痛；从一处转移到另一处的游走性周身疼痛；无明显原因的疲倦乏力；对某些食物过敏或对脂肪食物厌食；背腰部疼痛；对感染的抵抗力降低；需要长时间的睡眠；月经前综合征、乳房疼痛、阴道感染；肝或者胆囊疼痛；皮肤容易长皮疹、疖子、小脓包、痤疮；等等。

六、提高刮痧疗效的点线面立体结合

只有在中医经络腧穴理论指导下，在刮痧过程中将刮拭部位的点线面立体结合，循经走穴，辨证刮痧，才能提高刮痧的治疗效果，保障刮痧治疗的安全性。

（一）点——压痛点

这里所说的“点”，除了中医外治法中常用的经典腧穴和以痛为腧的部位之外，还有一个很重要的位置，就是肌肉的附着点。

我们知道，疼痛与肌肉紧张有着密切关系。凡是疼痛的地方，肌肉必定紧张，肌肉紧张又势必疼痛。这就是《黄帝内经》中“不通则痛”“痛则不通”的道理所在。

例如，对于软组织损伤类疾病的治疗，局部的压痛点，往往就是软组织无菌性炎症的病变点；而最敏感的压痛点，往往就在筋膜、肌肉的起止点和两块肌肉交界或相互交错的部位。这是因为，人体筋膜处广布神经末梢，肌肉起止点和交界、交叉处因所受的应力较大，长期摩擦，极易受到损伤。研究表明，压痛点是由于神经根鞘膜外存在无菌性炎症，受到刺激引起反射性肌肉痉挛，肌肉持续紧张，血管被强力压缩，阻断了肌肉内的血液循环，组织缺氧，使得代谢产物在人体内大量淤积，刺激周围神经末梢而产生疼痛。高强度的疼痛反过来又造成了更强烈的肌肉紧张，如此形成恶性循环。例如，在对由于斜方肌紧张引起的颈部僵硬进行刮痧时，不仅要刮拭颈部的风池、风府、肩井等穴，更要重点刮拭枕骨隆突及两侧的肌肉附着点、乳突周围肌肉附着点，尤其是斜方肌的起止点枕外隆凸、项韧带及全部胸椎棘突、锁骨外侧及肩峰、肩胛冈。如果只对颈部穴位进行刮拭，则效果一般。

（二）线——经脉、血管

所谓“线”，不仅包括经脉循行路线，还包括人体血管的分布网络。可以说，血管不仅是经脉的方向导引者、组织者，还是可能的活动参与者。在刮痧时，除了刮拭经络的循行路线之外，更要注重血管的分布，顺着动脉循行的方向刮拭，促进血液循环，加速疼痛部位淤积的毒素等物质的代谢，以提高刮痧的疗效。

当然，这也不能一概而论，要依病性和病位进行刮拭。例如，下肢静脉曲张的刮痧，应由下向上刮拭，即顺着静脉血液循行的方向刮拭，以加速静脉血液回流，减轻下肢静脉血管的压力，最终目的与促进血液循环所产生的效果是相同的。

（三）面——疼痛的体表区域及其神经支配的区域

这里所说的“面”，指的不仅是疼痛的体表区域，还包括其神经支配的区域。例如，小腿后外侧疼痛，除刮拭小腿局部和相关的委中、承山穴以外，还要刮拭腰部的肾俞到关元俞区域，因为本区域的疼痛是由于坐骨神经受压引起的，要刮拭相应神经支配的区域，以提高疗效。

（四）位——体表及对应神经部位

按照“位”来刮痧，不仅要刮拭内脏疼痛处的体表部位，还要刮拭支配该内脏的神经在背部脊椎两侧的对应区域。在中医理论中，脊椎双侧属于膀胱经循行的主要区域，膀胱经上的诸多穴位，是内脏气血输注之处，刺激背部的脏腑腧穴，对调节五脏六腑的精气发挥着重要作用。

脊椎不但是人体的支柱，脊椎内的脊髓、神经还是大脑与四肢及内脏联系的桥梁，脊椎双侧分布着人体各部位的支配神经。通过刮拭脊神经相应的躯体神经和内脏神经循行部位，可以达到使内脏病变和体表牵扯的疼痛区域标本兼治的效果。传统刮痧主要的刮痧部位，就是背部两侧。例如，便秘所引起的左下腹疼痛，其刮痧治疗，除刮拭腹部和相关的关元、中极穴外，还要刮拭背部脊柱两侧从大肠俞到上、中、下髂区域，因为人体大肠蠕动和排便反射主要是由这个脊髓段的神经支配的。

由此看来，运用刮痧法祛病养生，做到点、线、面、位有机结合，既要刮拭所要刮拭的部位这个“点”，又要刮拭经络、神经、肌肉、血管循行线以及相关的

“面”。这样，找到穴位或病痛点，按照经络和血液循行的方向进行刮拭，兼顾相关的神经支配区域，才能使刮痧疗法发挥最大的功效。

七、刮痧的优点

刮痧疗法是中医的重要组成部分，既起源于针灸、按摩疗法，又同属民间疗法，故而长期在民间广为流传和应用，深受群众欢迎。刮痧既具有针灸疗法的一般特点，又具有自身特点，概括起来主要有以下几个方面。

1. 简便易学

临床实践体会，刮痧疗法的刮痧部位广泛，取穴较容易，所以，许多基层医师、民间医师和普通群众都会使用本疗法，使民间大众在实际应用中，也取得了一定疗效。所以说，本疗法的确简便易学，操作方便，入门容易，一学就会，一看就懂，很适合大众健康的促进与疾病预防。

2. 器械简易

刮痧不需要有复杂的、尖端的医疗器械和现代医学的检查诊断设备，所用刮具制作简单，均可自己加工制作，也可用其他器物替代。若用撮痧，只需手指就行，不需诊断设备。

3. 见效快、疗效高

不论是急性疾病还是慢性疾病，用刮痧疗法治疗，都有较好的疗效，有时常会收到意想不到的效果。一般只需要治疗 1 次或几次病就好了，即使是久治不愈的患者，只要坚持治疗，也会收获奇效。

4. 经济实惠

刮痧的最大特点就是不花钱或少花钱也能治好病。一般疾病仅用本疗法治疗即可治愈，即使有的疾病需要配合某些药物外治，也多是常用中草药，有的甚至可以自行采集，这不仅大大减轻了患者的经济负担，而且节省药品。在药物缺乏的地区，特别是农村边远山区，更适用本疗法。

5. 治疗范围广

本疗法既能治疗急性疾病，也能治疗慢性疾病，凡临床各科都有适应证。仅以本书收治疾病为例，凡内科、妇科、儿科、伤外科、皮肤科、眼科和耳鼻咽喉科等临床各科，多种常见病、多发病和部分疑难病症均可用本疗法治疗。随着本疗法的普及推广和应用，适应范围将不断扩大。

6. 方便及时

由于本疗法简便易行，疗效显著，不仅很多医疗部门使用，而且可作为家庭互疗或自疗之用。既可节省治病时间，又可及早把病治好，正符合中医“贵在早治”的医疗观点。

7. 安全、可靠，无毒副作用

由于刮痧治病是在人体体表部位刮治，通过神经传导和反射作用而产生治疗作用的，故无毒副作用，即使初学者手法不熟练，也只会使被刮痧者感觉疼痛或影响疗效，绝不会有任何不安全的事故发生。

第三节　刮痧的常见反应及处理

刮痧的“痧”在文献记载上有 150 多种，主要病机是“瘀”。身体的代谢废物有 400 多种，通过呼吸、小便、大便、皮肤、汗腺甚至口腔、乳腺等加以排泄。人体机能正常的情况下，体内的代谢废物能够及时被排泄出去；而当人体出现瘀滞时，体内的代谢废物排泄不畅，就会产生疾病。刮痧就是通过刮拭皮肤表面，使汗孔开泄，并通过出痧，疏通经络，清热化瘀，把“瘀毒”和血液里的杂质刮出来，把身体里的酸性物质排出来，从而达到身体气血运行道路、新陈代谢途径畅通的目的。

什么是痧？一是指“离经之血”，中医认为血是运行在经络里的，如果血“离经叛道”，跑到经络外面，不但不能滋养我们的身体，还会破坏器官的正常工作。“痧”就是走上邪路的坏血。二是指“痧毒”。痧毒有 3 层含义：一是指人体代谢废物、坏死的细胞；二是指摄入的各种化学毒素（食物残留农药、各种添加剂等）；三是指自然界的风、寒、暑、湿、燥、火 6 种气候现象，在人体正气不足、抵抗力下降时，它们就成为致病因素，侵入人体，引发疾病。

一、刮痧的安全性

刮痧疗法发展至今已成为一种适应病种非常广泛的自然疗法。明代医学家张风逵认为，毒邪由皮毛而入，就会阻塞人体的经脉、气血，使气血流通不畅；毒邪由口鼻吸入，就会阻塞络脉，使络脉的气血不通。这些毒邪越深，郁积越厉害，那么它发作时就越剧烈，如燎原之势。对于这种情况，必须采取补救的措施，即用刮痧放血的办法来治疗。

日常运用刮痧疗法，只要在身体特定部位的皮肤表面进行刮拭，就可以达到疏通经络、活血化瘀、治疗疾病的效果，操作简便安全，且不会出现某些药物导致的副作用。

二、痧象诊断

痧象是指在进行刮痧操作时，被刮痧者皮肤表面因刮拭刺激而出现的颜色和形态的变化。

（一）根据出痧快慢进行诊断

出痧的快慢是痧象的一部分，能反映出人体病变的性质、部位和深浅。实证患者往往出痧快，虚证患者出痧慢。凡是血液瘀滞的部位刮拭都会出痧，血液瘀滞越明显，出痧速度越快；血液瘀滞范围越大，出痧面积越大；血液瘀滞时间越长，出痧颜色越深。

（二）根据痧的颜色进行诊断

一般来说，出痧颜色越深说明病情越重，病程越长。出现少量红色痧点、痧斑，属轻微痧象，说明身体还算健康，或有轻微气血循环障碍。若痧较密集，颜色呈紫红色，说明经脉已经有瘀滞。

1. 红色

代表血热，表证，此时病情较轻。

2. 紫红色

代表有邪气进入体内，经脉瘀滞，但未伤害脏腑，病邪只在表层。

3. 紫色

代表邪入内脏，此时身体已出现疾病症状，容易出现如胃寒、宫寒等表现。

4. 紫黑色

代表邪入脏腑，经脉血瘀，兼有湿邪，身体已经生病，而且较为严重。

5. 黑色

代表重度邪气渗入身体脏腑，经脉严重瘀滞、缺氧，存在严重的疾病。

黑痧一般出现在四肢末端，其不同于一般的直线刮拭操作，而是画圈打磨。

磨黑痧可按照下述方法操作：第一，全身刮痧后，可以在四肢末梢用刮痧板反复研磨、打圈。第二，打磨的时间要长一点，先不要放刮痧油，见到黑色或灰色的痧浮出来后，再加一点刮痧油继续打磨。第三，刮痧者不要触碰黑痧，建议戴橡胶手套操作。

（三）根据痧的形态进行诊断

痧象的形态是身体传递健康状况的重要信息，不同的出痧形态能够反映出身体的健康状态以及疾病的进展情况。只有学会辨识这些信息，才能更好地利用刮痧来进行保健治疗。

1. 小点

（1）表现。直径小于 1 厘米的浅红色、红色瘀点、瘀斑呈散在分布状态，且略高出皮肤表面。

（2）提示。身体尚健康，病邪只在表层，通过刮痧调节可自愈。

2. 痧包

（1）表现。多个中等大小的紫色、紫黑色痧点，高于皮肤表面。

（2）提示。身体处于亚健康或疾病状态，是由长时间的点滴累积而形成的，此时可有症状表现。

3. 片状

（1）表现。直径 1～2 厘米的浅红色、红色较密集的痧点、痧斑呈片状分布，不高于皮肤表面。

（2）提示。身体处在亚健康状态，如果不及时排出体内毒素，容易引起疾病。

4. 大片状

（1）表现。直径大于 2 厘米的紫色、青紫色痧斑，呈包块状，明显高于皮肤表面。

（2）提示。身体处在比较严重的亚健康或疾病状态，此时有明显的症状出现，应及时治疗。

（四）根据刮痧疼痛或结节进行诊断

在刮痧过程中，若感觉刮痧板下有沙砾感、结节等不顺畅的触感，说明局部存在经络瘀堵。此时，即便轻柔刮拭，只要经络未疏通，反复刮拭疏通的过程中依然会产生痛感。这是因为疼痛的根源在于经络瘀堵，而非刮痧力度的轻重。因血流受阻，血脉空虚而气血不足导致细胞缺氧，于是局部组织会出现增生或粘连反应，刮拭时就不易出痧，确有像沙砾那样大小不一、软硬不同的结节，也有的部位出现肌肉板结或萎软。经脉气血受阻的时间越长，这种反应越明显。

出痧说明身体有“离经之血”，或者说受到了邪毒的侵害，其程度不同，表现的状况也是不同的。很多情况下，人体可以通过自己的排泄系统或修复机制完成“自愈”，此时身体可以没感觉、没症状，不会出现生病的反应，所以说，出痧和生病没有必然的联系。然而，疾病的形成通常并非一朝一夕之事。出痧至少意味着身体已经进入“已病”的阶段，因此需要及时改变不良的生活习惯并做好身体的预防、保健工作。刮出痧并不表示已经生病了，那么刮不出痧就意味着身体没问题吗？不是的，气滞血瘀的实证患者刮拭后一般会迅速出痧；而虚证患者，气血不足，刮拭后不容易出痧或出痧很少；或者刮痧者手法不娴熟，这种情况下出痧与否不能作为判定身体好坏的唯一标准，还要依据被刮痧者的身体状况确定。

三、刮痧后的正常反应及处理

1. 痧象

刮拭部位出现不同颜色、形态的痧，颜色有浅红色、红色、紫色及青黑色；形态有斑块状、点状、包块状或结节状。刮痧治疗后半小时左右，皮肤表面的痧逐渐融合成片，深层的包块样痧逐渐消失，并逐渐由深部向体表扩散，而深部结节状痧消退得比较缓慢。通常在刮痧 12 小时后，皮肤会呈现青紫色或青黑色。

2. 疼痛感

刮痧后 24～48 小时，出痧的皮肤在触摸时有疼痛感，出痧严重的患者局部皮肤会微微发热。这些都是刮痧引邪出表、排出毒素的正常反应，休息后即可恢复，不需要特别处理。

3. 退痧

刮出的痧一般 5～7 天即可消退。痧消退的时间与出痧的部位、痧的颜色和深浅(即疾病的病位、病性)有密切关系。阳经、阳面的痧消退得快于阴经、阴面的痧。

四、刮痧后的异常反应及处理

1. 疲劳

少数患者因体质虚弱、刮痧时间过长、力度过重，刮痧后 24 小时内有短时间的疲劳反应，有的并伴全身低热。这种情况一般不需要特别处理，适度休息即可恢复正常。可多喝温开水，不需要采取特别的预防措施。

2. 红肿灼热

如果刮痧后皮肤出现红肿、灼热等不适的感觉，瞩患者多休息，不可过多进行体力劳动。

3. 晕刮

晕刮是指刮痧的过程中患者出现头晕目眩、面色苍白、心慌、出冷汗、四肢发冷、恶心欲吐，甚至血压下降、神志不清的情况。此时应及时停止刮拭，迅速让患者平卧，取头低足高位。让患者饮一杯温糖开水，并注意保暖。迅速用刮痧板刮拭患者百会穴(重刮)、人中穴(棱角轻刮)、内关穴(重刮)、足三里穴(重刮)、涌泉穴(重刮)。静卧片刻，即可恢复。

晕刮的原因多为患者情绪紧张，或者在空腹、过度疲劳等情况下进行刮痧，或者刮拭时间太长、力度太重，刮拭部位太多。应注意预防晕刮。如果是初次接受刮痧治疗、精神过度紧张或身体虚弱者，应做好解释工作，消除患者对刮痧的顾虑，同时手法要轻，即用补法。若饥饿、疲劳、大渴时，不要刮痧，应待进食、休息、饮水后再刮痧。医者在刮痧过程中要精神专注，随时注意患者的神色，询问患者的感受，一旦患者有任何不适情况，应当及时采取处理措施，防患未然。

第四节　不同部位全息反射区与刮痧

全息，是“全部信息”的简称。全息现象，是指局部包含整体全部信息的现象。例如，自然界中的一段树枝，就是整棵树的缩影。这说明，看得见的局部包含了整体的全部信息。人体内的经络也是看不见的。无论是看得见的还是不能直接看见的，生物体局部都包含着整体全部信息的现象，这就称生物的全息规律。由生物全息理论可知，人体内脏腑气血的病变可反应于体表的各个组织器官，人体每一个区域的病变都蕴藏着机体脏腑、气血、阴阳盛衰的全部信息。

遍布人体全身的经络是运行气血、联络脏腑肢节、沟通上下内外的通路。只有经络保持通畅、气血运行无阻，肌肤才会得以荣润。

全息理论是全息刮痧的依据。全息刮痧法对提高刮痧疗效具有巨大的作用。

一、手部全息刮痧

手与人体内脏、经络和神经都有着密切联系，各种疾病或多或少都与内脏器官有联系，所以，如果体内潜在有病理变化时，不论是早期的、发展中的还是晚期的，都会或隐或现地在手上反映出来，留下不同的印记，从而为我们提供诊断依据。

(一)手掌全息分布

手掌全息分布图如图 2.3 所示。

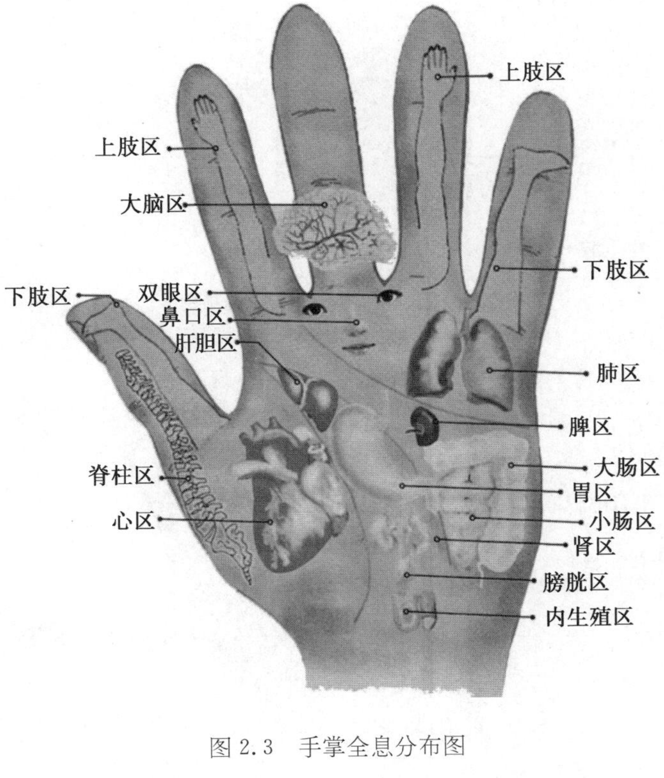

图 2.3　手掌全息分布图

(1)拇指外沿:脊柱区。

(2)拇指外沿与第1掌纹间:心区。

(3)第1掌纹与第2掌纹之间,由上而下分别是肝胆区、胃区、肾区、膀胱区、内生殖区。

(4)第2掌纹与第3掌纹之间,由上而下分别是脾区、大肠区、小肠区。

(5)第3掌纹与第2～4指根间:双眼区,即食指和中指根交叉点下、中指根和无名指根交叉点下;鼻口区,即中指根直下。

(6)第3掌纹与第4、5指根间:肺区。

(7)中指第1指节:大脑区。

(8)食指和无名指:上肢区。

(9)拇指和小指:下肢区。

(二)手背全息分布

手背全息分布图如图2.4所示。

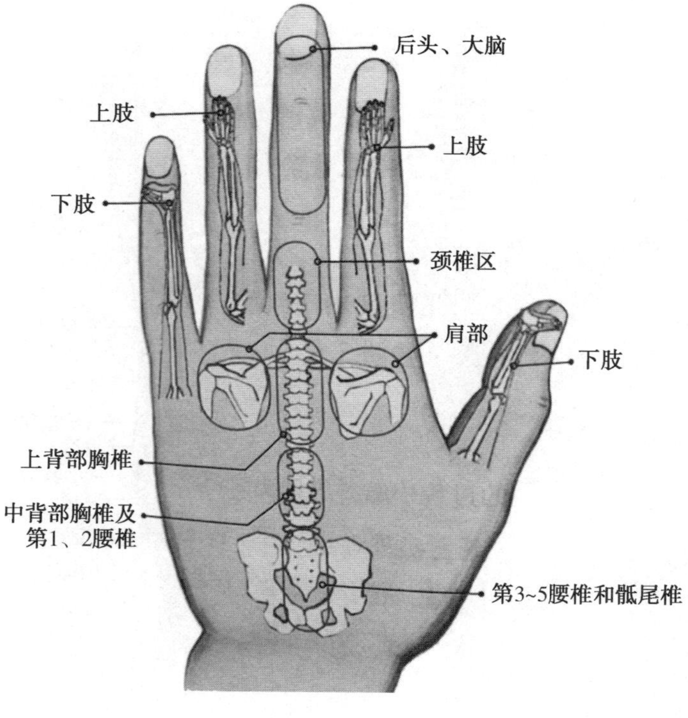

图2.4　手背全息分布图

(1)颈椎区:中指靠近第3掌骨处的指节。

(2)胸腰骶椎区:第3掌骨,上部对应上背部胸椎,中部对应中背部胸椎及第1、2腰椎,下部对应第3～5腰椎和骶尾椎。

(3)肩部:手背第4、5掌骨间,第2掌骨上1/3处。

(4)后头、大脑:中指第2、3指节。

(5)上肢:食指和无名指。

(6)下肢:拇指和小指。

(三)第2掌骨桡侧全息分布

第2掌骨桡侧全息分布图如图2.5所示。

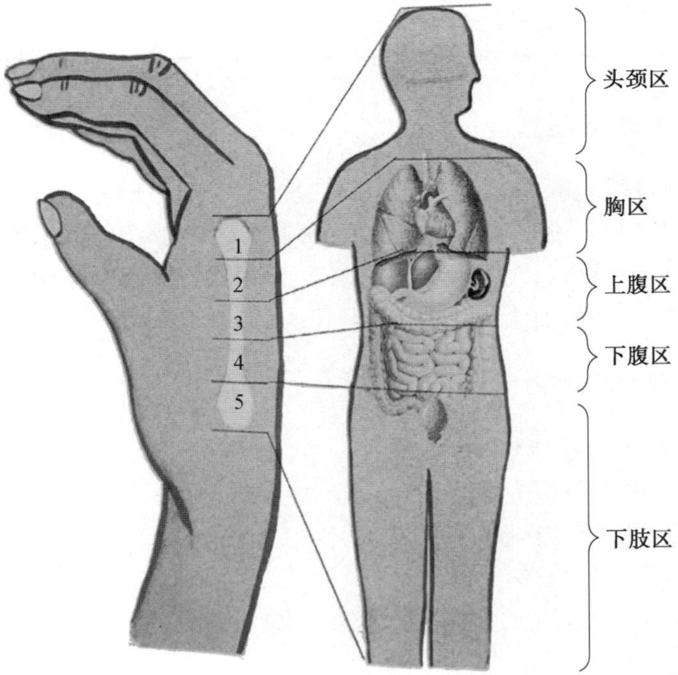

图2.5 第2掌骨桡侧全息分布图

第2掌骨是全身的缩影,将其分为5区,从上到下分别为头颈区、胸区、上腹区、下腹区和下肢区。

手掌皮肤较厚,刮拭时可以少涂刮痧油。对皮肤干燥者进行刮痧时,可以涂少量美容刮痧乳。慢慢地用刮痧板刮拭各个手指,从指根部刮到指尖。

手掌刮痧所采用的手法为压力大、速度慢、刮痧板与皮肤夹角小的推刮法,缓慢刮拭手掌各脏腑器官的全息穴区。

(四)手部全息刮痧健康分析

通过手部全息刮痧了解健康状况，手部全息刮痧健康分析报告见表 2.1。

表 2.1　手部全息刮痧健康分析报告

健康状况	全息刮痧
健康	手指顺且直，活动灵活，掌指肌肉弹性良好。没有青筋，手掌及各手指都没有不适感觉
亚健康	沙砾、结节、疼痛等阳性反应均提示身体亚健康。刮拭拇指可以诊断肺，刮拭食指可以诊断大肠，刮拭中指、无名指根部和肝区可以诊断肝胆，刮拭小指根部和小鱼际可以诊断肾脏，刮拭掌心可以诊断胃

二、面部全息刮痧

面部的皮肤、血管、肌肉、筋骨受五脏的支配。面部形态、皮肤的变化与内脏有着密切的关系，无论哪个脏腑气血失调都会在面部留下痕迹，所以，刮拭面部检查经脉穴位及全息穴区的阳性反应，可以帮我们了解全身健康状况，发现亚健康的部位。不仅如此，刮拭面部还可以美容和间接保健全身。

(一)面部全息分布

面部全息分布图如图 2.6 所示。

(1)大脑与咽喉：额头部位。

(2)肺区：两眉头连线的中点。

(3)胸乳区：眼内眦稍上方。

(4)心脏区：两眼角之间的鼻梁处。

(5)上肢：两颧上方。

(6)肝区：鼻梁中部。

(7)胆区：肝区的外侧。

(8)肾区：颊部，鼻翼水平线与太阳穴的垂直线交叉处。

(9)小肠区：颧骨内侧。

(10)大肠区：颧骨下方偏外侧部位。

(11)脾区：鼻头。

(12)胃区：鼻翼。

(13)膀胱区：鼻下人中处的鼻下缘部位。

(14)生殖系统区:人中及嘴唇四周部位。

(15)下肢:口唇两侧。

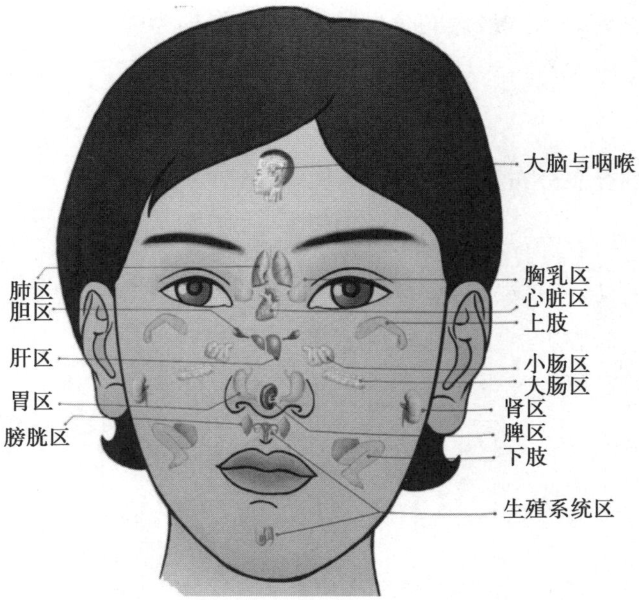

图 2.6　面部全息分布图

(二)刮拭要点

(1)先在面部均匀涂敷刮痧乳。

(2)刮拭时角度小于 15°,从面部中间慢慢向外刮拭,由下巴往上刮拭。

(3)刮拭速度要缓慢,力度要柔和,避免出痧。

(4)刮拭时要避开痤疮的部位。

(三)面部全息刮痧健康分析

通过面部全息刮痧了解健康状况,面部全息刮痧健康分析报告见表 2.2。

表 2.2　面部全息刮痧健康分析报告

健康状况	全息刮痧
健康	刮拭顺畅,肌肉弹性好,无不适感觉
亚健康	皮肤有涩感、疼痛、结节、沙砾,或者出现肌肉紧张僵硬或松弛等反应,都是相应脏腑气血运行失调的征兆

三、背部全息刮痧

背部脊椎区是人体最大的全息反射区,以脊椎为中心,犹如人体的微观缩影。人体各个脏腑器官一旦出现病变,都能在背部相应的反射区找到痛点或异常反应。

(一)背部全息分布

背部全息分布图如图 2.7 所示。

(1)颈椎:头面五官、颈部。

(2)胸椎:胸腔脏器心、肺、肝胆、脾胃和上肢。

(3)腰骶部:腹腔脏器肾、大小肠、膀胱、生殖器、腰部、下肢。

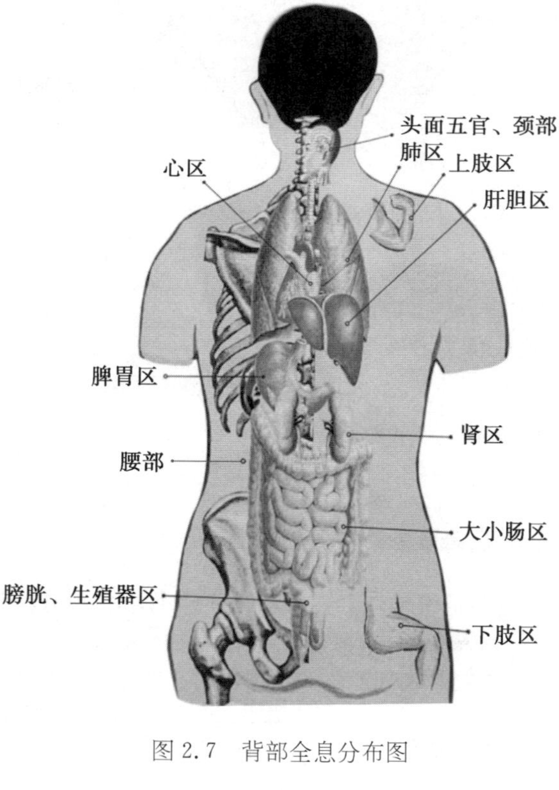

图 2.7　背部全息分布图

(二)背部经络穴位分布(表 2.3)

表 2.3　背部经络穴位分布

脏腑名称	穴位及位置
肺	肺俞穴:第 3 胸椎棘突下旁开 1.5 寸 魄户穴:第 3 胸椎棘突下旁开 3 寸 心俞穴:第 5 胸椎棘突下旁开 1.5 寸 神堂穴:第 5 胸椎棘突下旁开 3 寸 肝俞穴:第 9 胸椎棘突下旁开 1.5 寸 魂门穴:第 9 胸椎棘突下旁开 3 寸
胆	胆俞穴:第 10 胸椎棘突下旁开 1.5 寸 阳纲穴:第 10 胸椎棘突下旁开 3 寸
脾	脾俞穴:第 11 胸椎棘突下旁开 1.5 寸 意舍穴:第 11 胸椎棘突下旁开 3 寸
胃	胃俞穴:第 12 胸椎棘突下旁开 1.5 寸 胃仓穴:第 12 胸椎棘突下旁开 3 寸
肾	肾俞穴:第 2 腰椎棘突下旁开 1.5 寸 志室穴:第 2 腰椎棘突下旁开 3 寸
肠	大肠俞穴:第 4 腰椎棘突下旁开 1.5 寸 小肠俞穴:第 1 骶椎棘突下旁开 1.5 寸

(三)刮拭要点

(1)刮痧时,刮拭的范围以背俞穴为中心,上下延长 4～5 厘米。

(2)背部刮痧可配合拔罐来进行,可以先刮痧,后拔罐(留罐 5 分钟)。

(四)背部全息刮痧健康分析

通过背部全息刮痧了解健康状况,背部全息刮痧健康分析报告见表 2.4。

表 2.4　背部全息刮痧健康分析报告

健康状况	全息刮痧
健康	刮拭背俞穴后,无痧斑,或仅有少量鲜红色、均匀的痧点,没有出现不适感,拔罐后罐内无雾水,皮肤为粉红色,为健康状态
亚健康	刮拭背俞穴后,背部出现密集的暗红色、紫红色痧斑或伴有疼痛的结节,拔罐后罐内有水雾,皮肤出现水疱,均提示该部位的脏腑出现了亚健康或疾病状态

第五节　四季刮痧及保健刮痧

人与自然相应,即“天人相应”。人体的生理功能、病理反应皆受大自然的影响,尤其是在四季转换之际,极易引发疾病或导致旧病复发。在不同季节,通过刮痧等养生保健方式激发相应脏腑功能,有利于维持身体健康,平安度过四季。

一、春季保健刮痧(畅通气血,消除春困)

(一)简单刮痧除春困

大多数人都有过春困的经历。中医指出,春天是肝气主导的季节,肝气旺盛,肝胜脾,脾失运化,水湿内停。加上春季阴雨绵绵,外湿困阻脾阳,引起气血运行不畅,经脉不通,这时,人体就会感到疲乏、嗜睡。若想畅通气血,消除春困,除了可以早睡早起,多做户外运动外,还可以通过保健刮痧来调理气血,消除春困。

1. 刮拭部位

头部、背部、胸胁部、下肢。

2. 刮拭步骤

(1)用刮痧梳以面刮法按照梳头的顺序刮拭头部。其中,要用单角刮法重点刺激头部的百会穴和风池穴。

(2)以面刮法和双角刮法对肝胆脊椎对应区域进行刮拭。其中,要重点刮拭背部膀胱经上的肝俞穴、胆俞穴、魂门穴及阳纲穴。

(3)以平刮法由内而外顺着肋骨走向刮拭右胸肋部肝胆投影区。其中,要重点刮拭日月穴和期门穴。

(4)以面刮法自上而下刮拭肝经曲泉穴、太冲穴、蠡沟穴,以及胆经阳陵泉穴、丘墟穴、光明穴。

(二)简单刮痧润眼明目

1. 刮拭部位

眼周。

2. 刮拭步骤

先用刮痧梳点按睛明穴,然后以睛明穴为起点、外眼角为终点,分别从上眼眶和下眼眶两个方向刮拭。能改善眼睛周围的经络气血运行,缓解视疲劳与眼睛干涩的症状。

(三)简单刮痧疏肝解郁

1. 刮拭部位

胁肋。

2. 刮拭步骤

由于人体两侧的胁肋部主要有肝经分布,刮拭这个区域能疏肝解郁,其中,重点是乳头直线和第六肋间交点的期门穴。刮拭时,动作要慢,寻找并刮拭疼痛或结节的部位。

(四)刮拭原理

刮拭头部,可畅达气血,缓解春困;刮拭背部,可养肝血,益肝阴,激发机体的活力;刮拭胸胁部,可行气解郁,调理肝胆,有助于增强脾胃的消化功能。

(五)注意事项

(1)头部刮痧适宜在每天晨起或疲劳时进行,但切忌在睡前刮拭。

(2)春季是刮痧的最佳季节,非常适合定期对脏腑相关经络穴位进行刮拭。刮痧时最好涂上刮痧油或刮痧乳。春季刮痧适宜用平补平泻法,每次刮拭时间保持在 30 分钟之内。

二、夏季保健刮痧(强心除烦,健胃消暑)

(一)简易刮痧治疗夏季时病

1. 刮拭部位

背部、胸肋部、四肢。

2. 刮拭步骤

(1)刮拭背部。取背部脊柱两侧用面刮法自上而下刮治背部膀胱经心俞穴、神堂穴、脾俞穴、意舍穴、胃俞穴、小肠经天宗穴。

(2)刮拭胸肋部。用平刮法沿肋骨走形从内向外刮拭左胸部心脏体表投影区,左胁肋部脾脏、胰腺体表投影区。重点从上向下刮拭任脉膻中穴、巨阙穴、腹部中脘穴、章门穴。

(3)刮拭四肢经穴。用面刮法从上向下刮拭少海穴、曲池穴、神门穴、通里穴、大陵穴、内关穴。下肢刮拭阴陵泉穴、太白穴、公孙穴、足三里穴。

(4)刮拭过程中,如出现神志昏沉,可刮拭太阳穴、人中、涌泉穴等。如风热喉咙疼,可取第7颈椎至第7胸椎两旁(蘸盐水)刮治,并揪提颈部前两侧胸锁乳突肌。如腹痛,可取背部脊柱旁两侧、胸腹部刮治。伤食所致的呕吐腹泻,可取脊柱两侧顺刮治疗。如胸闷、腹胀剧痛,可在胸腹部刮治。如头昏脑涨,可取颈背部顺刮,配合刮治或按揉太阳穴。

(二)辅助按摩保健法

1. 刮拭部位

丰隆穴。

2. 刮拭步骤

取坐位,小腿与大腿成90°角,用拇指或食指按揉丰隆穴,每次按摩1～3分钟,每天2次。由于穴位一般比周围要敏感,故常人按摩丰隆穴会有轻微疼痛感。按压的力度可根据个人的承受能力而定。

(三)注意事项

(1)夏季人体出汗多,毛孔开放,极易受风寒之气侵袭,故不能只顾眼前舒服,过于避热趋凉。

(2)睡觉时应以薄棉毯或毛巾盖住胸、腹,防止受凉。

(3)平时可多吃一些能够清热、利湿、解毒的食物,如西瓜、苦瓜、鲜桃、乌梅、草莓、西红柿、绿豆等。

三、长夏保健刮痧(健脾祛湿,平安度夏)

(一)简易刮痧,健脾润胃

1. 刮拭部位

背部、胸肋部、四肢。

2. 刮拭步骤

(1)以面刮法自上而下刮拭背部小肠经天宗穴、神堂穴、膀胱经心俞穴、脾俞穴、意舍穴及胃俞穴。

(2)以平刮法由内而外顺着肋骨走向刮拭左胸部心脏投影区、左胁肋部脾脏投影区及胰腺体表投影区;以平刮法自上而下刮拭任脉膻中穴、巨阙穴及腹部中脘穴。

(3)以梳理经气法自上而下刮拭上肢少海穴、曲泽穴、神门穴、通里穴、大陵穴及内关穴;以梳理经气法自上而下刮拭下肢的阴陵泉穴、太白穴、公孙穴及足三里穴。

(二)头部刮拭,醒脑提神

头部是全身阳经汇聚的地方。清晨起床后,用刮痧梳刮拭头部,能振奋阳气,使人神清气爽。

1. 刮拭部位

头部。

2. 刮拭步骤

以头顶的百会穴为中心,向四周呈放射状刮拭,至头皮有热感。如果有疼痛点,可在此点上反复刮拭 5～10 次。

(三)胸部刮痧宽胸理气

1. 刮拭部位

胸部。

2. 刮拭步骤

可用刮痧梳的单角自上而下缓慢刮拭下半段胸骨。这个位置上有八会穴中的“气会”膻中穴。爱打嗝的人也可以经常刮拭这个部位。

(四)脚底刮痧,缓解失眠

1. 刮拭部位

足底。

2. 刮拭步骤

先从脚掌到脚后跟方向全脚底刮拭,刮热后再用刮痧板单角刮拭脚心中央的涌泉穴。

四、秋季保健刮痧(养肺祛燥,平安度秋)

(一)简易刮痧疗法

1. 刮拭部位

背部、胸肋部、上肢。

2. 刮拭步骤

(1)以面刮法自上而下刮拭背部膀胱经肺俞穴、魄户穴、脾俞穴、意舍穴及胃俞穴,以及小肠经天宗穴、神堂穴、膀胱经心俞穴、脾俞穴、意舍穴、胃俞穴。

(2)以平刮法由内而外顺着肋骨走向刮拭左右胸部肺脏投影区、左胁肋部脾脏投影区及胰腺体表投影区。其中,要重点刮拭中府穴、膻中穴和章门穴。

(3)以梳理经气法自上而下刮拭大肠经的曲池穴和肺经上的尺泽穴、列缺穴、太渊穴、少商穴。

(二)辅助按摩保健法

1. 刮拭部位

肺俞穴。

2. 刮拭步骤

每晚临睡前端坐椅上,两膝自然分开,双手放在大腿上,头正目闭,全身放松,意守丹田。吸气于胸中,两手握成空心拳,轻扣背部肺俞穴,同时抬手用掌从两侧背部由下至上轻拍，持续约 10 分钟。这种方法可以舒畅胸中之气，有健肺养肺之功效，并有助于体内痰浊的排出，且可通脊背经脉，预防感冒。

（三）刮拭原理

刮拭背部，可降肺气，养肺祛燥；刮拭胸肋部，可生津增液，和胃利水，达到润肺祛燥的功效；刮拭上肢，可清热消肿，祛风止痒，有效缓解咽喉肿痛等症。

（四）注意事项

（1）秋季天气干燥，温度低，汗液蒸发快，应多补充水分以及水溶性 B 族维生素和维生素 C，平时可多吃苹果和绿叶蔬菜，以助生津防燥，滋阴润肺。

（2）秋天应少食葱、姜、蒜、韭菜及辣椒等温燥热食品，否则夏热未清，又生秋燥，易患温病热证。

五、冬季保健刮痧（补肾壮阳，驱寒保暖）

（一）简易刮痧疗法

1. 刮拭部位

背部、胸肋部、四肢。

2. 刮拭步骤

（1）以面刮法和双角刮法自上而下刮拭心脏脊椎对应区和肾脏脊椎对应区。其中，重点刮拭背部膀胱经上的心俞穴、厥阴俞穴、肾俞穴、志室穴、膀胱俞穴、督脉的命门穴，此外还有胆经上的京门穴也应一并刮拭。

（2）以单角刮法自上而下刮拭膻中穴和巨阙穴；以平刮法由内而外刮拭左胸部心脏体表投影区。

（3）以梳理经气法自上而下刮拭上肢的通里穴、神门穴及下肢的太溪穴、太冲穴；以拍打法拍打肘窝、膝窝处的阴谷穴、委中穴及委阳穴。

（4）用刮痧板刮拭手掌和足底，至发热为止。其中，要重点刮拭手掌劳宫穴及足底涌泉穴。

（二）刮拭原理

刮拭背部膀胱经、督脉及胆经，可益肾补阳，祛除寒气；刮拭胸肋部，可生津增液，并有祛燥之功效；刮拭四肢，可益肾纳气，宁志安神；刮拭手足，可清心安神，有益气养肾之功效。

六、畅通血脉刮痧

（一）简易刮痧疗法

1. 刮拭部位

背部、胸肋部、四肢。

2. 刮拭步骤

（1）以面刮法及双角刮法自上而下刮拭背部肺脏和心脏脊椎对应区。其中，重点刮拭肺俞穴和心俞穴。

（2）以平刮法由内而外顺着肋骨走向刮拭胸部的心脏体表投影区及胸部两侧肺脏体表投影区，以单角刮法自上而下刮拭肺经的中府穴和任脉的膻中穴、巨阙穴。

（3）以拍打法定期拍打肘窝的尺泽穴、曲泽穴、少海穴及膝窝的委中穴、委阳穴、阴谷穴，一般每3～6个月拍打一次为宜。

（4）以平面按揉法按揉手掌及足底的心脏、肝脏和肺脏全息穴区。

（二）辅助按摩保健法

1. 按摩部位

腹部。

2. 按摩方法

按摩前应排空小便，洗净双手；仰卧床上，两膝屈曲，全身放松，左手按在腹部，手心对着肚脐，右手叠放在左手上；先顺时针绕脐揉腹50次，再逆时针按揉50次；按揉过程中，呼吸节奏要自然，力度要适中。此法能平息肝火、畅通血脉，对血脉不畅引起的各种疾病能起到良好的辅助治疗作用。

（三）刮拭原理

刮拭背部及胸部有行气宣肺、安神宁心之功效，能预防因血脉不畅导致的心、肺等脏腑组织供血不足，从而降低急性心肌梗死、动脉硬化性脑梗死等疾病的发生风险；定期拍打肘窝、膝窝有疏经理气、净血化瘀之功效，能使人体血脉畅通;刮拭手足部上述全息穴区可增强相应的脏腑功能,同时又能起到疏通经络、促进血液循环的作用,可有效预防因血脉不畅导致的各种疾病。

(四)注意事项

用拍打法拍打肘窝和膝窝时,一定要涂抹刮痧油。

七、增强免疫功能刮痧

(一)简易刮痧疗法

1. 刮拭部位

头部、颈椎、胸部、腹部、背部、上肢、下肢。

2. 刮拭步骤

(1)用点按法刺激头部百会穴,力度要轻。

(2)用面刮法刮拭颈椎上的大椎穴,力度可稍重。

(3)用刮痧板的厚边以面刮法从天突穴经璇玑穴、华盖穴、紫宫穴、玉堂穴、膻中穴到中脘穴进行刮拭。

(4)用点按法刮拭腹部中脘穴,力度适中。

(5)用面刮法刮拭背部肾俞穴,力度可稍重。

(6)用角刮法刮拭上肢的合谷穴,力度可稍重。

(7)用面刮法刮拭下肢的足三里穴,力度可稍重。

(二)辅助按摩保健法

1. 按摩部位

商阳穴、合谷穴、列缺穴、内关穴、外关穴及耳郭。

2. 按摩方法

(1)两手交替。用拇指尖放在穴位上,食指放在与穴位相对的一侧,稍用力进行捏揉,以有酸胀感为度。每穴按揉 108 下,每天 3 次。

(2)排除一切杂念,放松身体,在静下心来后,两手拇指与食指分别握左右两只耳郭,沿廓轮自上而下揉捏,直至耳朵产生一种暖热和舒服的感觉为止。每次大约需要 2～3 分钟,一日至少要揉捏 2～3 次。

(三)刮拭原理

中医认为，刺激百会穴、大椎穴、天突穴、膻中穴、中脘穴、肾俞穴、合谷穴、足三里穴，都有提高机体免疫力的功效。当然，要想起到增强免疫力的作用，就需要持之以恒地对这些穴位进行刮拭。

第六节　不同体质刮痧

体质是健康的土壤，亦是疾病的温床。中医对人体体质的划分方法众多，其中最常见的是将其分为阳虚、阴虚、气虚、气郁、湿热、痰湿、特禀、平和、血瘀9种体质。由于体质不同，养生方法自然也各有差异。

一、体质是刮痧的基础

体质的分类对于指导刮痧、养生祛病有着重要的作用。中医治病的本质是疏通经络，畅通气血。人的体质形成与先天禀赋(遗传)及后天调养密切相关，也就是说，饮食、居住、日常活动及心理状态等因素不仅会影响体质，还会导致人们对各类疾病产生不同的易感性，进而影响疾病的发生和发展过程。刮痧的直接作用是疏通经络，经络畅通则气血通畅，食物转化的营养才可以源源不断地输送到各个脏腑，为人体提供原动力，进而增强脏腑的功能。脏腑功能增强后，又会进一步促进经络畅通，由此形成良性循环，使已经走向“偏颇”的体质逐步向“平和”的体质转化。这便是刮疗和体质间的互补作用。

中医和西医的不同在于，西医看病，往往“只看病，不看人”，而中医在看病的同时辨体质，根据体质“下药”。了解自己的体质后，再据此选择最适合自己的刮痧方法及其他保健方式。如此一来，每个人都能成为自己的保健医生，何乐而不为呢?

二、根据刮痧判断体质

各类偏颇体质都有其明显的体质特征、临床症状，而经络调理方法在人体治未病、提升气血水平和治疗各类疾病方面，有着良好的效果。

实际上，改善体质、提高健康素质的目标，除了通过药疗、食疗、按摩等方法实现外，刮痧同样能够发挥直接作用。刮痧与其他治疗方法优势互补，能够为身体健康起到锦上添花的作用。我们可以通过体态特征、临床表现和中医的望、闻、问、切来判断一个人所属的体质类型，再根据其体质选择预防和治疗方案。运用刮痧的方法也可以对体质进行分类和判断，如根据痧证在体表经络的部位、痧象的色泽、痧疹的多少以及被刮痧者疼痛的感受度等，就可以判定其体质寒、热、虚、湿等的症状。通过刮痧诊断体质的过程，也是预防和治疗疾病的一种手段。

那么，如何通过刮痧判断体质呢？主要依据刮痧后的反应来进行判断，具体见表 2.5。

表 2.5　刮痧辨体质

刮痧后的反应	体质判断	体质的特征	刮痧要领	刮痧选穴
无痧或仅有分散的点状浅红色痧粒，也无疼痛、结节、肌肉僵硬或松弛、萎软等阳性反应	平和质	先天禀赋良好，后天调养得当；气血充足，经络通畅	平和任督膀胱经；刮痧点穴贵在勤	采用平补平泻法进行保健刮痧
刮痧时不易出痧，出痧量少，出痧速度慢。疼痛性质清，多为酸痛，有肌肉松软和较软的痧粒、结节样反应	气虚质	气短五脏虚，三高又两低，肥胖腹松软，无力要健脾	气虚慢刮任督脉，另加膀胱胃肾经	可刮拭脾俞、胃俞、足三里、气海、关元等穴
刮痧时不易出痧或易出现青紫色痧斑。疼痛性质为酸痛或有结节样阳性反应	阳虚质	怕冷肾阳虚，手足冷肘膝；痛症月经病，温补升阳气	阳虚补阳刮灸熏，任督脉加膀胱经	可刮拭肾俞、关元、命门、腰阳关、足三里等穴
刮痧时容易出痧，但痧量少，痧色粉红或鲜红。有痧粒、结节性阳性反应	阴虚质	缺水五心热，干瘦急躁火；内火阴津乏，滋阴补水果	阴虚刮痧需记清，宜选阴经轻慢行。滋阴降火更可行	可刮拭任脉及三阴交、太溪、外关、合谷、曲池、风池、大椎等穴
常刮常出痧，出痧速度快，痧色紫红或青紫、青黑色。疼痛性质多为刺痛，易出现结节样阳性反应	血瘀质	长斑黑瘦糙，体寒多痛症；肿瘤心脑梗，疏肝化瘀滞	重刮点压任督脉，心包脾经膀胱经，外加华佗夹脊穴	调理应活血养血。可刮拭血海、膈俞、足三里、合谷等穴

续表2.5

刮痧后的反应	体质判断	体质的特征	刮痧要领	刮痧选穴
刮痧时不易出痧，易出现酸痛及痧粒、结节样阳性反应	痰湿质	痰湿阻津液，肥胖味重吃；高糖经不调，清淡健脾食	痰湿平补平泻刮，膀胱上段任脉加	调理重点在于运脾健脾。可刮拭脾俞、胃俞、足三里、丰隆、阴陵泉等穴
刮痧时容易出痧，且痧量多，痧色鲜红或暗红，伴有明显的疼痛、痧粒、结节等阳性反应	湿热质	长痘心燥热，便秘炎症多；年老少此症，祛湿疏肝胆	湿热刮拭肝脾经，督脉膀胱大肠经	可刮拭曲池、阴陵泉、阳陵泉等穴

第七节　单穴刮痧及美容刮痧

刮痧疗法主要根据某一经络或某一脏腑的病变情况，在病变部位附近或按照经脉循行部位取穴，通过刮痧刺激来调整经络气血的功能，从而达到保健、防病、治病的目的。可见，经络腧穴对刮痧疗效具有重要的意义。

美容刮痧能够帮助人体排出体内毒素，净化内环境，恢复气血的正常运行，从而更有效地清除皮肤内的死亡细胞及其他代谢废物，医学上称为“疏通经络气血，改善微循环，增加细胞营养”。

一、单穴刮痧

（一）膻中穴（增强抵抗力，调节心血管功能，抒发胸中抑郁和不顺之气）

1. 刮拭步骤

用单角刮法从上向下刮拭膻中穴。不涂刮痧油，隔衣刮拭，每次5～10下，每日1～2次。也可以每隔7～10日涂抹刮痧油刮拭1次。

2. 刮痧应用

（1）刮痧减肥。胸腹部主要刮膻中、中脘、关元穴。由上而下刮拭。背部主要刮肾俞穴。小腿部主要刮三阴交、丰隆穴。

(2)舒胸理气,消除憋闷。

(3)催乳。取膺窗、膻中、乳根穴,每穴可不分顺序刮拭。

(4)减肥。在需要的部位涂抹刮痧油。先刮背部肾俞,然后刮胸部膻中,再刮腹部中脘上下、脐周、天枢、关元,以及下肢内侧三阴交,最后刮足三里至丰隆。由上至下,至皮肤发红、皮下紫色痧斑痧痕形成为止。

3. 取穴原理

膻中穴是任脉的穴位,也是心包的募穴。膻中穴是八会穴之气会穴;肺经、脾经、心经、肾经、任脉的交会穴。任脉主管着人体的生殖功能。膻中穴具有宽胸理气、活血通络、清肺止喘等作用。经常刮拭膻中穴,可以益气扶正,激活胸腺,提高抵抗力,预防感冒,促进各脏腑功能。

刺激膻中穴可以通行人脉气血,从而刺激乳络而催乳。从现代医学角度来讲,这种对人体生殖功能的调节作用,能够调节性激素的平衡,促进性激素释放,刺激乳腺的发育,达到丰胸,缓解经前胸胀、乳痛及乳腺增生症状。

4. 注意事项

胸部为心、肺之所在,刮拭膻中穴用力过重会对心肺功能造成影响和损害,所以严重心、肺疾病患者不宜采用此种方法。

(二)关元穴(补肾固精)

1. 刮拭步骤

用面刮法从上向下刮拭关元穴,不涂刮痧油,隔衣刮拭,每次 5～10 下,每日 1～2 次。也可以每隔 7～10 日涂抹刮痧油刮拭 1 次。

2. 刮痧应用

(1)脾胃虚寒型胃痛。用补法先刮背部脾俞至胃俞,再刮腹部中脘、章门、关元至气海,然后刮前臂内关,最后刮足部公孙。

(2)早泄。用泻法先刮背部肾俞至膀胱俞,再分别刮拭背部命门穴和志室穴(重刮),之后刮拭腹部关元至中极穴(不宜重刮),然后刮下肢内侧三阴交穴(重刮),最后用刮痧板角部重刮足部太溪穴。

(3)气血亏虚型斑秃。先刮颈部大会、背部大杼,然后刮背部腧穴,再刮腹部关元至气海,最后刮下肢足三里。

(4)遗尿。以补刮法先刮拭肾俞至膀胱俞,再刮腹部关元至中极,然后刮腕部神门，最后刮下肢三阴交。

3. 取穴原理

关元穴属任脉，也是小肠经的募穴；是任脉、脾经、肾经、肝经的交会穴。关元穴具有培元固本、补益下焦之功，凡元气亏损均可使用。经常刮拭关元穴，既可补肾固精，又可清利湿热，闭藏一身之阴精，有利于脑血管、脑神经和泌尿生殖器官健康，预防性机能减退，延缓衰老。

4. 注意事项

腹部刮痧用力要均衡柔和，过重会让患者感觉不适。

（三）内关穴（养心安神）

1. 刮拭步骤

用面刮法或平面按揉法刮拭均可，不涂刮痧油，每次 5～10 下，每日 1～2 次。也可以每隔 7～10 日涂抹刮痧油刮拭 1 次。

2. 刮痧应用

(1)焦虑症。重刮大椎、天柱至膏肓、神堂、中脘、行间至太冲 3 分钟左右，中等强度的焦虑症刮拭内关、神门、三阴交 3～5 分钟，心脾亏损加刮心俞、脾俞，心肾不交加刮心俞、肾俞、太溪，脾胃不和加刮中脘、足三里，肝火上炎加刮行间至太冲。

(2)孕期脾胃虚弱导致的恶心、剧烈呕吐。以补法先刮腹部中脘，然后刮前臂内关，再刮足部公孙，最后刮下肢外侧足三里。

(3)慢性咽喉炎。刮拭天突、膻中、内关、天柱、身柱、膈俞、肝俞穴，每日刮拭 1 次。

3. 取穴原理

内关穴属手厥阴心包经，也是心包经的络穴，八脉交会穴之一，通阴维脉。内关穴是心包经别出体表沿肩、臂走向指端的一支上的经穴，所以刮拭内关穴可以治疗手臂内侧的疾病，如手心热、肘臂痛等。另外，由于内关穴是心包经的络穴，而心包与心一体相通，心主血脉，又主神明，因此，经常刮拭此穴可强壮心脏功能，养心安神，预防心悸、胸闷、气短，延缓心脏衰老。

4. 注意事项

刮拭内关穴需注意用力均匀柔和，不可大力憋气操作，以免诱发心绞痛。

(四)合谷穴(养颜美容)

1. 刮拭步骤

用单角刮法或平面按揉法刮拭。每次 5～10 下,每天 1～2 次。

2. 刮痧应用

(1)网球肘。取阿是穴、曲池、手三里、合谷穴,在涂抹油之后,进行刮痧治疗。阿是穴的刮痧用力要求持续均匀,透筋着骨,但应以病人耐受为度。刮出片状或不规则斑点状紫红色痧点,需刮至痧点出透。最后选取阿是穴予以放痧治疗,每日 1 次。

(2)风疹。用平补平泻法,先刮头部、百会、头维、风池、风府、阿是穴,然后刮背部肝俞、肾俞穴,再刮手部合谷穴至微现痧痕为度。每日刮拭 1 次或隔日 1 次。

(3)偏头痛。刮风池,点揉翳风、头维、率谷、太阳穴,再到合谷、列缺穴,然后刮阳陵泉、丰隆、血海、足三里、足临泣,每穴 3～5 分钟,按同一方向刮至皮肤出现痧痕为度。

(4)面瘫。先刮头部两侧翳风至风池穴,再刮颊车至地仓穴,然后刮手背合谷穴,最后重刮太冲穴。

3. 取穴原理

合谷穴为大肠经原穴,属阳主表,有取清走衰、宣泄气中之热、升清降浊、疏风散表、宣通气血之功。又由于大肠经从手走头,凡是颜面上的问题和疾病,刺激合谷穴都有疗效。因此,经常刺激合谷穴,可以改善脸部血液循环,拥有健康好气色。

4. 注意事项

皮肤薄嫩者,应涂少量刮痧油或美容刮痧乳。体质较差的病人,不宜给予合谷穴较强的刺激。孕妇一般都不要按揉合谷穴。

(五)章门穴(滋补五脏)

1. 刮拭步骤

用面刮法从上向下刮拭,每次 5～10 下,每天 1～2 次。不涂刮痧油,隔衣刮拭,每次 5～10 下,每日 1～2 次。也可以每隔 7～10 日涂抹刮痧油刮拭

1次。

2. 刮痧应用

(1)疏通肝经。经常用刮痧板刮拭身体的两肋部，从期门、章门开始，经过腹部两侧，从腿部内侧一直刮到脚背太冲、行间、大墩穴。这样刮拭整个肋部的肝经，有利于保持肝经的通畅，促进气血的正常循环。

(2)调理脾脏。先刮后背脾腧穴，从上到下来回刮拭，不要太用力。再从里向外刮章门穴，被刮痧者将腹部稍微隆起，刮拭的力度要比刮拭脾俞穴轻些，被刮痧者有酸胀感即可。最后刮血海、阴陵泉和三阴交。刮血海穴有助于调理气血；刮三阴交穴有助于健脾美容；脾虚时，体内水代谢不畅，刮阴陵泉穴，有利于体内水代谢。

(3)改善抑郁。以补法一次刮拭心俞至脾俞，再刮章门，然后刮神门至内关。刮拭神门、心俞，有助于益心气而宁心神；刮拭脾俞与章门，可补益后天之气而安定心神；刮拭内关可镇静安神。

3. 取穴原理

章门穴隶属于足厥阴肝经，是脾之募穴，八会穴之脏会；又是肝经、胆经的交会穴。章门穴可以疏肝健脾，强壮五脏，助脾运化，促进五脏贮藏精气，经常刮拭可以预防五脏疾患，促进五脏疾患康复。

4. 注意事项

腹部刮痧用力要均衡柔和，过重会让患者感觉不适。点揉穴位时稍用力即可。

(六)三阴交穴(养肝健脾补肾)

1. 刮拭步骤

用面刮法从上向下刮拭，或用平面按揉法刮拭，不涂刮痧油，隔衣刮拭，每次5～10下，每日1～2次。

2. 刮痧应用

(1)滋阴补精血。常刮三阴交，可调补肝、脾、肾三经的气血，三经气血调和，则先天之精旺盛，后天气血充足，达到调补精血的目的。

(2)月经先期。以泻法先刮胁部期门，刮拭胸部两侧，在第六肋间从正中线由内向外刮，先左后右，用刮痧板整个边缘由内向外沿肋骨走向刮拭。再刮下肢内侧血海穴经地机穴至三阴交，然后用刮痧板角部刮足背行间穴至出痧。注意，遇关节部位不可强力重刮，由上至下，中间不宜停顿，一次刮完，至皮肤发红、皮下紫色痧斑痧痕形成为止。最后重刮足背部行间穴。这种刮痧法对血热上扰造成的月经先期的调理效果显著。

(3)皮肤干燥、暗黄、有皱纹。多由血虚引起，宜健脾而调补气血。用手指或刮痧板的角按压具有补脾作用的足三里和三阴交穴10～15分钟，很有效果。如果再辅以理气活血的太冲穴、补肾的太溪穴，可以使面部更有光泽。

(4)雀斑。用面刮法从上向下刮拭背部膀胱经肺俞穴、肝俞穴、肾俞区，下肢胃经足三里穴，脾经三阴交穴。可改善血液循环而达到疏通经络、活血化瘀的效果。

3. 取穴原理

三阴交穴通达肾、脾、肝三经，经常刮拭三阴交穴，有调和脾胃，促进消化，补益肝肾，增强性功能，预防消化系统和泌尿、生殖器官病症的作用。

4. 注意事项

孕妇的三阴交穴不能受到强烈刺激，最好不要进行刮痧。

(七)足三里穴(延缓衰老)

1. 刮拭步骤

用面刮法从上向下刮拭，或用平面按揉法刮拭，不涂刮痧油，隔衣刮拭，每次5～10下，每日1～2次。也可以每隔7～10日涂刮痧油刮拭1次。

2. 刮痧应用

(1)止胃痛。使用砭石刮痧板，用点刮法和压刮法，点刮足三里，按顺时针、逆时针方向各点压60圈，再从双腿足三里穴自上而下刮压，至局部皮肤有热感为度。每天刮痧2～3次，连续刮压2～3天，可大大减轻因受寒或饮食损伤导致的胃痛症状，甚至使胃痛症状消失。足三里的“三里”，是指理上、理中、理下，如胃痛在上腹部，就要“理上”，刮痧时要往上方使劲；腹部正中出现不适，要往内刮，即“理中”；小腹上的病痛，要往下方使劲，这称“理下”。

(2)改善高脂血症。以面刮法刮拭上肢腕部的郄门穴至内关穴，肘部的曲池穴，下肢的血海穴，再以平面按揉法按揉足三里穴、公孙穴、丰隆穴。

3. 取穴原理

中医认为胃属土，足三里又为土穴，故为土中之真土，后天精华之根，为疏导胃气之枢机。全身气血不和或阳气虚衰引起的病症，尤其是胃经气血不和，刺激足三里都能起到调理作用，可以治疗胃痛、呕吐、腹胀、肠鸣、泄泻、便秘等胃肠道消化不良的病症。现代医学研究也证实，经常按摩足三里，对消化系统、神经系统、循环系统、内分泌系统都具有改善作用。

4. 注意事项

(1)皮肤如有感染、破溃、痣、瘤等，刮拭时应避开。

(2)严重的静脉曲张处禁刮。

(3)进行足三里穴的刮痧按摩时，可选择坐姿。若隔着袜子和衬裤操作是可行的，但若直接在皮肤上进行，则务必先将足部洗净。

(4)对足三里的刮痧按摩力度要适当，慢慢按压，缓缓抬起，流畅而有节奏，忌忽快忽慢、忽轻忽重。

(5)刮痧按摩一般先左脚，后右脚，按足底→足内侧→足外侧→足背的顺序进行。一般先按左足心脏反射区，手法由轻渐重。如用轻手法进行刮痧时，被刮痧者已感到难以忍受的疼痛，这可能提示其心脏存在严重问题，此时应立即停止刮痧，以防意外发生。

(八)阳陵泉穴(养筋骨、利肝胆)

1. 刮拭步骤

用面刮法从上向下刮拭，或用平面按揉法刮拭，不涂刮痧油，隔衣刮拭，每次 5～10 下，每日 1～2 次。也可以每隔 7～10 日涂刮痧油刮拭 1 次。

2. 刮痧应用

(1)改善腹胀。很多人饭后会腹胀，其实这是胆汁分泌不足发出的信号，对阳陵泉穴进行刮痧，能够促进胆汁分泌，缓解腹胀。方法是：用点按法从上到下刮，要有一定的力度，保持几秒钟。

(2)风湿性关节炎。先刮委中穴，刮至皮肤出现痧痕为止，按此法依次刮拭承山穴、阳陵泉、阴陵泉、梁丘穴、膝眼穴，最后刮足三里穴。退痧后方可再次刮痧。

(3)偏头痛。用刮痧板角部先点揉头部翳风、头维、太阳穴，各 5 分钟，手法不宜过重。然后刮前臂合谷、列缺穴，重刮，再刮下肢阳陵泉至足三里，重刮，以出痧为度。最后重刮血海穴，以出痧为度。每周刮拭 2 次。刮痧时可辅以按摩疗法，连续刮拭 6 周左右，疼痛可消除。

(4)胁痛。用刮痧板整个边缘由内向外沿着肋骨走向,先刮期门穴,刮拭胸部两侧,再由第六肋间开始,从正中线由内向外刮,先左后右。再刮支沟穴,刮拭上肢外侧部,由上向下刮,经支沟穴重刮,可不出痧。然后重刮双侧阳陵泉、足三里。最后刮足部太冲穴。每个部位和穴位各刮拭 30 次,整个刮痧过程可不出痧。

3. 取穴原理

阳陵泉位于膝下,是八会穴的筋会穴位,具有舒筋活络的功效,可用于治疗全身筋骨相关病症。特别是针对下肢麻痹、疼痛、水肿、膝关节屈伸不利等问题,往往能取得良好的治疗效果。阳陵泉又是胆经的下合穴,可以疏通肝胆经气血,并且能补益肝气。刺激阳陵泉有助于缓解老年人常见的气机不畅、肝肾亏虚等问题。

4. 注意事项

在前一次刮痧部位的痧斑消退之前,不宜在同一位置再次刮拭出痧。两次刮痧之间应间隔 3～6 天,具体以皮肤上的痧斑完全消退为准。

(九)涌泉穴(强身补肾)

1. 刮拭步骤

用面刮法或单角刮法刮拭,不涂刮痧油,每次 5～10 下,每日 1～2 次。也可以涂刮痧油或刮痧乳将涌泉穴和整个足底刮热。

2. 刮痧应用

(1)高血压的刮拭疗法。可以刮膀胱经和肝俞、胆俞、肾俞以及三阴交、涌泉、太冲、劳宫穴,起到清热的作用,将气血向下导引。

(2)晕刮时的急救用穴。刮痧时,若出现头晕、眼花、心慌、恶心或呕吐、脸色苍白等晕刮症状,应迅速让患者平卧,头部放低,采用刮掐百会、内关、涌泉等穴位以急救,可很快缓解晕刮症状。

3. 取穴原理

人体穴位当中的涌泉穴是肾经经气最为旺盛之处,因此通过对涌泉穴进行刮痧,能够有效调节肾与肾经,发挥良好的治疗作用。又由于足底部含有丰富的末梢神经网、毛细血管、毛细淋巴管等,刮拭涌泉穴可以加强它们之间的相互联系,有效地改善局部毛细血管、毛细淋巴管的通透性,以及有节律的运动性,从而促进血液、淋巴液在体内循环，调整整个人体的代谢过程，强健体魄。

4. 注意事项

使用刮痧板前应确保其清洁，同时保持良好的个人卫生习惯，以避免交叉感染。

二、美容刮痧

（一）面部刮痧美容

人体是一个内外相通、表里相应的有机整体。当身体某个部位发生变化时，会引起相应的全身性反应。面部皮肤完全暴露在外面，对人体起着抗外安内的作用。因此，把刮痧法运用到面部，对面部经络穴位进行良性刺激，尤其对面部色斑、痤疮、黑眼圈施以科学的手法，使皮肤的新陈代谢加快，皮肤中的细胞得到充分的营养和氧气，加速细胞修复、更新，能够起到排毒养颜、舒缓皱纹、活血除疮、行气消斑、保健美肤的功效。

刮痧作为保健美容的手段之一，已经被用于润肤泽面、美白防皱、美齿艳唇、美发润发、清身香体。面部刮痧的适应证主要有：一般皮肤保养、黄褐斑、痤疮、皱纹、眼袋、黑眼圈、换肤后皮质变厚、变黑综合征等。

（二）面部刮痧美容的补泻手法

面部刮痧的补与泻所产生的效果，决定于手法操作力量的轻重、速度的快慢、时间的长短、刮拭的方向的操作技巧。一般来说，顺经为补，逆经为泻。轻刺激，作用浅，操作速度慢，能活跃兴奋皮肤肌肉、细胞的手法，为补法，反之即为泻法。保持中等力度，不快不慢，节奏感强，平稳地帮助皮肤、肌肉、细胞、脏腑恢复更新，扶正祛邪，为平补平泻法。

进行面部刮痧保健美肤时，不强求出痧，只需刮拭至面部、耳部发热，皮肤表面出现轻微红线即可。轻弱力度适用于干性皮肤、敏感性皮肤，以及用于日常保养；中度力度则适用于治疗、保健需求，以及对常用穴位的操作。

刮痧需依据肌肉、神经走向及经络穴位顺序进行刮拭。其中，脸部、颈部的刮拭方向为从内向外、从上向下；在经络穴位的刮拭顺序上，应先疏通督脉、任脉，刮拭大椎穴，随后再刮拭脸部穴位。

(三)中医面部刮痧主要穴位

1. 迎香穴

迎香穴位于鼻翼旁。通大肠经,调节因大肠功能失调引起的黄褐斑、痤疮、肥胖症问题。

2. 四白穴

四白穴位于瞳孔直下凹陷处。通脾胃经,调节因脾胃功能失调引起的气血生化问题,表现为黄褐斑、痤疮。

3. 地仓穴

地仓穴位于瞳孔直下与口角交汇处。通脾胃经,调节因脾胃功能失调引起的气血生化问题,表现为口角皱纹、黄褐斑、痤疮。

4. 丝竹空穴

丝竹空穴位于眉梢凹陷处。通三焦经,调节因代谢功能不畅引起的内热问题,表现为眼部皱纹。

(四)面部刮痧注意事项

(1)面部刮痧前必须熟悉和掌握各种适应证和禁忌证。
(2)刮具每次使用后都必须进行消毒,做到"一用一消毒"。
(3)饥饿时或饱食后半小时内不宜刮痧。
(4)对刮痧有恐惧感者不宜刮痧。
(5)换肤掉疤不足 2 月者禁止刮痧。
(6)不能干刮,需用刮痧油配合,不能用过尖及锋利的器具。
(7)传染性皮肤病、疖肿、瘢痕、溃烂皮损不能刮痧。
(8)面部刮痧 4 小时内不化妆、不热敷,1 小时内不用冷水洗脸。

(五)美容刮痧

1. 美白

(1)刮拭穴位:印堂、太阳、颧髎、大迎、阳白(双侧)、神庭、素髎、承泣、地仓、颊车、下关、头维、大椎、合谷、足三里。

(2)刮拭步骤。

①面部刮痧之前先彻底清洁面部，均匀涂敷专用美容刮痧乳。分 3 个步骤刮拭：a. 用点按法刮拭印堂、太阳、颧髎和大迎。b. 从督脉神庭至素髎一线按照由上至下的顺序进行刮拭。c. 重点在双侧阳白穴进行刮拭。

②用热毛巾擦洗被刮部位的皮肤，均匀地涂上刮痧介质，沿胃经承泣→地仓→颊车→下关→头维一线，由上向下进行刮试，然后重点在督脉的大椎、手阳明大肠经的合谷、足阳明胃经的足三里穴进行点揉或刮拭，以刮出痧点(皮下出血点)为宜。每次每个部位刮拭 10 次左右，每周刮 1 次即可。

(3)辨证加减刮痧疗法。

①肝郁气滞型黄褐斑的刮痧。

a. 主要症状：面色青黄，少光泽，面部黄褐斑多分布在额头两侧、上肢区、外眼角部，并伴有心情抑郁、情志不舒或急躁易怒、乳房作胀、心胸憋闷、脉肋胀满、脘闷腹胀，每因嗳气，矢气则舒。

b. 刮拭部位：局部病变部位、大椎、肺俞、心俞、膈俞、肝俞、胆俞、脾俞、肾俞、阳陵泉、太冲、三阴交、太溪。

c. 刮拭步骤：先刮局部病变部位，再刮颈部大椎，然后刮背部肺俞至心俞、下肢外侧阳陵泉，最后刮太冲。

d. 刮拭方法：泻法。

e. 取穴原理：三阴交为三阴经之交会穴，疏通经络，滋补肝肾不足；太溪滋阴补肾。

②肝肾阴虚型黄褐斑的刮痧。

a. 主要症状：面色暗黄或褐黄，面部色斑为暗褐色，多分布在口唇两侧、面颊外侧，面部老年斑亦属于肾虚斑。多伴有经期延迟、行经不畅，或行经腹痛、血色暗红、夹有血块，并有心烦、失眠、多梦、健忘、精力减退、下肢酸痛等症状。

b. 刮拭部位：局部病变穴位、大椎、肺俞、心俞、膈俞、肝俞、胆俞、脾俞、肾俞、三阴交、太溪、合谷、足三里。

c. 刮拭步骤：先刮局部病变部位，再刮颈部大椎、背部腧穴、下肢三阴交，最后刮太溪。

d. 刮拭方法：补法。

e. 取穴原理：面部的萎黄和瑕疵与人体的肝、脾、肾三脏有关，所以刺激影响这三脏的相关穴位和经络，作用很多。第一，能够迅速地通经活络，疏通肌肤细胞营养供应的渠道，同时能激活面部受损的枯弱细胞，还可以增强整体脏腑功能，进而达到以内养外的美白作用。第二，大椎为督脉上的重点穴位，是“诸阳之会”，为纯阳主表的穴位，有清热的作用，所以通过它可帮助风邪入侵者畅通血脉，滋润容颜。第三，合谷穴主治面部和口部的疾病，而把合谷穴治疗面部疾病的功能，用于颜面五官的损美性病变中，也有很好的效果。第四，足三里穴循胃经直通胃脏，刺激足三里能够调理脾胃，促进消化，排除毒素，对面部美白有很好的效果。

2. 润肤养颜

(1)刮拭部位。督脉百会、大椎、命门、腰阳关；足少阳胆经瞳子髎、阳白；足阳明胃经承泣、足三里；手少阳三焦经丝竹空；足太阴脾经血海；任脉中脘；手阳明大肠经曲池、合谷。

(2)配穴。如果出现血瘀的症状加三阴交，用泻法；气血亏虚加脾俞、胃俞，用补法。

(3)刮拭步骤。

①被刮痧者采取坐式或平卧式，两目闭合，刮痧者立于被刮痧者头后或头上，用热毛巾擦洗被刮痧者被刮部位的皮肤，然后在要刮拭的部位和经穴上涂刮痧乳，先从其眼目、鼻旁、口角、两耳等处分刮，然后合刮于脸面部。

②分部刮拭。

a. 眼目：被刮痧者闭眼，刮痧者用刮痧板边角对着被刮痧者两眼上睑，从内眼角向外眼角轻轻刮摩 10～20 次。

b. 鼻旁：刮痧者用拇指按住被刮痧者鼻孔侧面，用刮痧板边角刮摩两旁迎香穴处，左右分别刮 10～20 次。

c. 口角：刮痧者用刮痧板边角沿着被刮痧者口角四周，轻轻刮摩上下左右各 10～20 次。

d. 两耳：刮痧者用刮痧板边角刮被刮痧者两耳前方耳门上，从上到下刮摩，两耳分别刮摩 10～20 次。

e. 脸面：用刮痧板平刮，由眼目朝下刮，或由鼻、口角向外耳处刮，反复操作 10～20 次完毕。

(4)刮拭原理。

刮拭面部穴位，可以促进脸部的血液与淋巴循环，美化肌肤，缓解眼袋浮肿。刮拭曲池、合谷等穴可以改善女性气血不顺与生理不顺，自然改善皮肤粗糙状况，消除青春痘；有血瘀症状的人加刮血海，可以调经统血；刮三阴交能够调整消化、泌尿生殖系统，使皮肤嫩滑细致，气色得到改善。气血亏虚者加脾俞、胃俞的原因是，要通过增强消化系统的功能来改善肌肤状态。

(5)注意事项。

面部保健刮痧一定要涂美容刮痧乳以保护皮肤，不要用润滑液，以防润滑液流入眼睛、耳朵或口腔里。

第八节　常见疾病的刮痧疗法

刮痧疗法在治疗多种常见疾病方面具有显著效果，适用范围非常广泛。其不仅用于疾病的治疗，而且适用于预防疾病和保健养生。

一、呼吸系统疾病的刮痧疗法

(一)感冒

1. 刮拭部位

背部、上肢。

2. 刮拭步骤

(1)刮背部正中线督脉，从风府穴刮至大椎穴，以皮肤出痧为度。

(2)先刮两侧风池穴，再刮背部脊柱两侧膀胱经，由颈部天柱穴处向下经大杼、风门刮至肺俞穴处，以皮肤出痧为度。

(3)刮上肢外侧前大肠经，由肘外侧曲池穴处向下经偏历穴刮至合谷穴处，以皮肤潮红为度。

(4)刮上肢内侧前肺经，由肘中尺泽穴处往下经孔最、列缺刮至鱼际穴处，以皮肤潮红为度。

3. 取穴原理

刮风府、大椎穴可祛风散邪，清热；刮膀胱经上各穴可疏通太阳经经气，散风寒表邪；刮风池穴可疏风解表；感冒外邪易伤及肺卫，刮肺经上各穴可通调肺经气血，振奋肺脏功能，从而清解表邪，祛邪外出；外邪由表入里，而犯阳明经，故刮手阳明大肠经诸穴以清热祛邪外出。

4. 辨证加减刮痧疗法

(1)风寒感冒。

①主要症状:恶寒重,发热轻,无汗,头痛,肢节酸痛,鼻塞声重,流清涕,咽痒咳嗽,痰稀薄色白。

②刮拭穴位:风池、大椎、风门、肺俞、外关。

③刮拭步骤:先刮背部风池、大椎、风门、肺俞,再刮上肢外关。

④刮拭方法:泻法。

(2)风热感冒。

①主要症状:发热重,恶寒轻,有汗热不解,流浓涕,头痛,咽喉肿痛,咳嗽声重,痰稠色黄,口干渴欲冷饮。

②刮拭穴位:风池、大椎、曲池、尺泽、列缺。

③刮拭步骤:先刮背部风池、大椎,再刮上肢曲池、尺泽、列缺。

④刮拭方法:泻法。

(二)咳嗽

1. 刮拭部位

背部、胸部、上肢内侧。

2. 刮拭步骤

(1)刮背部脊柱两侧足太阳膀胱经,由风门穴处沿脊柱两侧向下,经肺俞、脾俞、肝俞、膈俞等穴,刮至肾俞穴处,以皮肤出痧为度。

(2)刮胸部前正中线任脉,由天突穴沿正中线往下,经华盖、膻中、巨阙等穴,刮至中脘穴处,以皮肤出痧为度。

(3)由胸前部的中府穴处,沿上肢内侧前手太阴肺经,经尺泽、孔最、列缺、太渊等穴,刮至鱼际穴处,以皮肤出痧为度。

3. 取穴原理

《素问·咳论》云:“五脏六腑皆令人咳,非独肺也。”足太阳膀胱经上背俞穴为五脏六腑之气输注于腰背部的穴位,可补虚泻实,调节各脏腑的机能,风门、肺俞又可祛风散邪。上述任脉各穴紧邻肺脏,可行气宽胸,化痰止咳。手太阴肺经各穴可疏通肺经气血,宣肺化痰,理气止咳。风热犯肺者加大椎、曲池清热祛风;痰湿阻肺者加足三里、丰隆化痰止咳;肝火犯肺者加鱼际、行间泻肝清火。

4. 注意事项

若咳嗽病程漫长、症状严重，患者体质也会逐渐衰弱。虽然推拿对此类病症有一定疗效，但需要长期坚持治疗才能取得理想效果。推拿肺俞、天突、足三里穴，见效较快。经免疫功能测定证实，该方法能迅速增加机体的防御能力。

（三）哮喘

1. 刮拭部位

背部、胸部、上肢、下肢。

2. 刮拭步骤

（1）刮背部脊柱两侧足太阳膀胱经，由风门穴处沿脊柱两侧向下，经肺俞、肝俞、脾俞等刮至肾俞穴处，并刮定喘穴，以皮肤出痧为度。

（2）刮胸部前正中线任脉，由天突穴沿正中线往下，经华盖、玉堂刮至膻中穴处，以皮肤出痧为度。

（3）经上肢肺经，沿上肢内侧前，从尺泽穴经孔最、列缺、太渊等穴刮至鱼际穴处，以皮肤出痧为度。

（4）刮下肢胃经，从足三里经下肢外侧往下刮至丰隆穴处，以皮肤出痧为度。

3. 哮喘发作期的刮痧疗法

（1）刮拭部位：背部、胸部、上肢、下肢。

（2）刮拭步骤。

①令患者取俯卧位，刮拭其背部督脉，从大椎穴到至阳；再刮拭督脉两侧膀胱经第一侧线，从大杼穴到肾俞穴，重点刮拭肺俞、脾俞及肾俞；最后刮拭大椎穴旁开一指半外的定喘穴。

②刮拭患者胸部正中线任脉，从天突穴到胸剑联合（胸骨的最下端），重点加强天突穴和膻中穴；再刮拭中府穴及云门穴。

③刮拭患者手臂外侧上缘的大肠经，并加强曲池、合谷穴的刮拭；再刮拭手臂内侧上缘的肺经，从中府穴、云门穴刮至手大拇指侧，并加强尺泽穴、孔最穴、列缺穴的刮拭。

④刮拭小腿外侧胃经，并加强足三里和丰隆穴的刮拭。

4. 取穴原理

大椎穴和曲池穴有疏表散热之功；定喘穴为治疗哮喘的经验要穴；肺俞穴、列缺穴和尺泽穴可宣肃太阴肺经经气；中府穴与肺俞穴为俞募配穴（在临床上，同一脏腑的背腧穴和募穴常配合使用，称“俞募配穴法”），可调补肺气，止咳化痰；足三里穴可调脾胃；丰隆穴有祛痰之功。

5. 注意事项

处于发作期的患者，每隔3～7天刮拭1次为宜，若其身体承受力较强，可加大刮拭力度和速度；处于缓解期的患者，每隔2天刮拭1次为宜，也可隔衣做保健刮，刮拭速度宜慢，力度宜轻柔。若在刮拭过程中出现不适，应立即停止，严重者要及时就医。刮痧后需注意避风，防寒保暖，防止风邪、寒邪入侵；可喝1杯温开水，适当加点糖或盐，以补充人体在刮痧过程中所消耗的水分和能量。

（四）慢性支气管炎

1. 刮拭部位

背部、胸部、上肢、下肢。

2. 刮拭步骤

（1）先刮背部定喘穴，再刮背部脊柱两侧膀胱经，从风门穴经肺俞、膈俞、肝俞、脾俞、胃俞刮至肾俞，均以皮肤出痧为度。

（2）刮上肢手太阴肺经，从尺泽穴往下经孔最、列缺、太渊刮至鱼际穴，以皮肤潮红为度。

（3）刮下肢足太阴脾经，从阴陵泉刮至三阴交穴；刮足阳明胃经，从足三里刮至丰隆穴；刮足少阴肾经，从太溪刮至照海穴。均以皮肤出痧为度。

（五）咽炎

1. 急性咽炎

（1）刮拭部位：背部、颈部、上肢。

（2）刮拭步骤。

①先刮颈后部大椎穴，再刮背部脊柱两侧膀胱经，从风门穴刮至肺俞穴，以皮肤出痧为度。

②刮颈前部任脉，从廉泉穴往下刮至天突穴，以皮肤出痧为度。

③刮上肢内侧前肺经，从尺泽穴往下经孔最、列缺刮至鱼际穴，以皮肤潮红为度。

2. 慢性咽炎

（1）刮拭部位：背部、颈部、上肢、下肢。

（2）刮拭步骤。

①刮背部脊柱两侧膀胱经，从肺俞穴往下经肝俞、膈俞刮至肾俞穴，以皮肤出痧为度。

②刮颈部正中线任脉，从廉泉穴往下刮至天突穴，再刮颈前喉结旁两侧扶突穴，以皮肤出痧为度。

③刮上肢内侧前肺经，从尺泽穴往下经孔最、列缺刮至鱼际穴，以皮肤潮红为度。

3. 慢性咽炎辨证加减刮痧疗法

(1)肺阴亏虚。

①主要症状：咽部不适，干燥微痛，干咳少痰，盗汗颧红，气短乏力，形体消瘦，手足心热。

②刮拭穴位：肺俞、天突、列缺、鱼际、照海。

③刮拭步骤：先刮背部肺俞，再刮颈前天突，上肢列缺、鱼际，最后刮下肢照海。

④刮拭方法：平补平泻法。

(2)肾阴亏虚。

①主要症状：咽部不适，干涩微痛，吞咽困难，腰膝酸软，头晕耳鸣，失眠多梦，手足心热。

②刮拭穴位：肾俞、天突、列缺、太渊、照海、太溪。

③刮拭步骤：先刮背部肾俞，再刮颈前天突，上肢列缺、太渊，最后刮下肢照海、太溪。

④刮拭方法：平补平泻法。

(3)痰瘀互结。

①主要症状：咽干不适，有痰黏附，色黄难咯。

②刮拭穴位：天突、中脘、丰隆、三阴交、太冲。

③刮拭步骤：先刮颈前天突，再刮腹部中脘，最后刮下肢丰隆、三阴交、太冲。

④刮拭方法：平补平泻法。

(六)咽喉肿痛

1. 急性咽喉肿痛的刮痧疗法

(1)刮拭部位：颈部、背部、上肢、下肢。

(2)刮拭步骤。

①先刮咽部廉泉、天突,以皮肤出痧为度。刮脊柱两侧足太阳膀胱经,从风门往下经肺俞、膈俞、肝俞、脾俞、胃俞等刮至肾俞,均以皮肤出痧为度。

②刮上肢内侧前手太阴肺经,从尺泽穴往下经列缺、太渊刮至鱼际穴;刮上肢外侧前手阳明大肠经,从曲池往下经偏历刮至合谷穴,均以皮肤出痧为度。

③刮下肢外侧足阳明胃经,从足三里往下刮至丰隆穴,再刮足部内庭穴;刮下肢足少阴肾经,从太溪刮至照海穴,均以皮肤出痧为度。

2. 慢性咽喉肿痛的刮痧疗法

(1)刮拭部位:背部。

(2)刮拭步骤。

①取天窗、天容、扶突、大椎、大杼至肺俞的膀胱经,行平补平泻法,每穴刮3秒,刮至皮肤潮红略出痧。

②肺阴虚者加刮鱼际,肾阴虚者加刮肾俞、太溪。然后在大椎、肺俞、肾俞拔罐10秒。5天1次,4次为1个疗程。

(3)取穴原理。手太阳经循于颈部,手阳明经与太阴肺经相表里,故取天窗、天容清热利咽,扶突理气化痰利咽;督脉取大椎、大杼、风门、肺俞疏风清热,滋肺阴、利咽喉;肾俞、太溪、鱼际滋阴清热。诸穴合用刮痧、拔罐共奏滋阴降火、清利咽喉之功。

二、心血管疾病的刮痧疗法

(一)头痛

1. 刮拭部位

头部、胸背部、上肢外侧。

2. 刮拭步骤

(1)从头部督脉神庭穴开始,沿后正中线向后,经上星、百会、风府等刮至大椎穴处,以皮肤出痧为度。再从头枕部胆经风池穴开始,沿颈部斜方肌刮至肩井穴处,以皮肤出痧为度。

(2)刮胸背部膀胱经,由天柱穴处沿脊柱两侧向下,经大杼、风门刮至肺俞穴处,以皮肤出痧为度。

(3)刮上肢外侧大肠经,由曲池穴沿前臂外侧向下,经手三里刮至合谷穴处，以皮肤出瘀为度。

3. 取穴原理

头痛乃头部经络气血瘀滞不通或经络气血亏虚不荣所致，刮头部穴位可疏通局部气血，活血化瘀，通则不痛。风池、风门、肺俞祛风散寒，肩井、合谷可活血化瘀。各腧穴合用共奏舒经活络、行气活血之功。

4. 辨证加减刮痧疗法

(1)阳明头痛。

①主要症状：前额头痛，包括眉弓部疼痛和因眼、鼻、牙病引起的头痛。

②刮拭步骤：先刮头部印堂、阳白、神庭、上星，再刮手部合谷、足部内庭。

③刮拭方法：虚补实泻法。

④取穴原理：头部印堂、阳白、神庭、上星可疏通局部气血，合谷、内庭均为阳明经腧穴，可疏通阳明经气血，使通则不痛。

(2)少阳头痛。

①主要症状：偏头痛，包括耳病引起的头痛。

②刮拭穴位：丝竹空、太阳、率谷、风池、外关、足临泣。

③刮拭步骤：先刮头部丝竹空、太阳、率谷、风池，再刮上肢外侧外关、足部足临泣。

④刮拭方法：虚补实泻法。

⑤取穴原理：丝竹空、太阳、率谷、风池位于头部，可疏通局部气血；率谷、风池、足临泣为足少阳胆经穴位，外关为手少阳三焦经穴位，远近穴位配合疏通少阳经气血。

(3)太阳头痛。

①主要症状：后枕部头痛，包括颈椎病、落枕等引起的头痛。

②刮拭穴位：天柱、风池、玉枕、后溪、申脉、昆仑。

③刮拭步骤：先刮枕部天柱、风池、玉枕，再刮手部后溪，足部申脉、昆仑。

④刮拭方法：虚补实泻法。

⑤取穴原理：天柱、风池、玉枕位于头部，可疏通局部气血；天柱、玉枕、申脉、昆仑均位于足太阳膀胱经，后溪位于手太阳小肠经，太阳经上远近穴位配合疏通太阳经气血。

(4)厥阴头痛。

①主要症状：头顶部头痛，包括高血压引起的头痛。

②刮拭穴位：百会、通天、太冲、行间、太溪、涌泉。

③刮拭步骤：先刮头顶部百会、通天，再刮足部太冲、行间、太溪、涌泉。

④刮拭方法：虚补实泻法。

⑤取穴原理：百会、通天均位于头顶部，可疏通局部气血；太溪、涌泉为神经穴位，可益肾滋阴；太冲、行间为足厥阴肝经穴位，可平肝潜阳，而止头痛。

(5)偏头痛。

①主要症状：前额及两侧头部疼痛。

②刮拭穴位：印堂、太阳、合谷、内庭、外关、足临泣。

③刮拭步骤：先刮头部印堂、太阳，再刮上肢合谷、外关，足部内庭、足临泣。

④刮拭方法：虚补实泻法。

⑤取穴原理：前额部为阳明经脉所过，侧头部为少阳经脉所过。印堂、太阳分别位于前额及侧头部，可疏通局部气血；合谷、内庭为阳明经穴，外关、足临泣为少阳经穴，合用而疏通阳明、少阳经气血。

(6)全头痛。

①主要症状：整个头部疼痛，难以分辨出具体部位。

②刮拭穴位：百会、印堂、太阳、风池、合谷、外关。

③刮拭步骤：先刮头部百会、印堂、太阳、风池，再刮上肢合谷、外关。

④刮拭方法：虚补实泻法。

⑤取穴原理：百会、印堂、太阳、风池均位于头部，可疏通局部气血；合谷、外关可行气活血，使通则不痛。

5. 注意事项

引起头痛的原因复杂，首先要排除颅脑等器质性病变引起的头痛，及时治疗原发病。

(二)高血压

1. 刮拭部位

头部、背部、上肢、下肢。

2. 刮拭步骤

(1)刮头部督脉，由头顶百会穴往下经风府等刮至大椎穴处，以皮肤出痧为度。

(2)刮背部脊柱两侧膀胱经，由天柱穴往下经风门、心俞、膈俞、肝俞等穴刮至肾俞穴处,以皮肤出痧为度。

(3)刮足少阳胆经,由颈部风池穴刮至肩背部肩井穴处,再由下肢风市穴经阳陵泉等穴刮至悬钟穴处,以皮肤出痧为度。

(4)刮阳明经,先刮上肢手阳明经,由曲池穴经手三里、阳溪刮至合谷穴处;再刮下肢足阳明经,由足三里穴刮至丰隆穴处,以皮肤出痧为度。

(5)刮下肢足部肝经太冲穴,以皮肤出痧为度。

3. 辨证加减刮痧疗法

(1)肝火亢盛。

①主要症状:头痛而胀,眩晕眼花,面红目赤,急躁易怒,少寐多梦,口苦口干,尿赤便秘。

②刮拭穴位:百会、风池、曲池、太冲、行间。

③刮拭步骤:先刮头部百会、风池,再刮上肢曲池,最后刮下肢太冲、行间。

④刮拭方法:泻法。

⑤取穴原理:百会与肝经相通,可泻诸阳之气,平降肝火;风池平肝风,潜肝阳;曲池泻阳明,理气降压;太冲、行间平肝泻火。

(2)肝肾阴虚。

①主要症状:腰膝酸软,头目眩晕,耳鸣耳聋,手足心热,口燥咽干。

②刮拭穴位:太阳、风池、印堂、肩井、足三里、三阴交、太冲。

③刮拭步骤:取额部两太阳穴,进行局部平行刮治,以出现痧条为度。取眉中印堂穴、颈项部风池穴进行按捏,以局部出现潮红或微微紫红为度。取肩部及肩井穴,进行刮治或擦痧,以局部出现充血斑点为度。取足三里、三阴交穴进行直线刮治,以局部出现充血紫斑为度。取太冲穴刮治,以出现充血斑点为度。

④刮拭方法:泻法。

(三)心绞痛

1. 刮拭部位

背部、胸部、上肢、下肢。

2. 刮拭步骤

(1)刮背部脊柱两侧膀胱经,由肺俞穴往下经厥阴俞、心俞、肝俞、脾俞等穴,刮至肾俞穴处,以皮肤出痧为度。

(2)刮胸前任脉,由天突穴往下经膻中、鸠尾、巨阙等穴,刮至中脘穴处,以皮肤出痧为度。

(3)在胸部正中线,从上向下刮,两侧从里向外刮,然后刮双手内侧心经和心包经,从心包经的曲泽穴刮至大陵穴,从心经的少海穴刮至神门穴,重点在曲泽穴、内关穴、灵道穴刮拭,内关穴加双侧手指点按;在背部刮督脉,从神道穴到至阳穴、心俞穴到膈俞穴处刮拭,至出痧。最后,用刮痧板重边棱角点按头顶的百会穴,升其阳气以助心阳,点按足三里穴以补中气,同时按涌泉穴以补肾固脱。

(4)刮下肢外侧胃经,由足三里穴往下刮至丰隆穴处,以皮肤出痧为度。

3. 心绞痛发作时的刮痧疗法

(1)刮拭部位。心绞痛发作时重点刮治至阳穴、双侧心俞、膻中穴、双侧内关穴。

(2)刮拭步骤。额中带:额部正中发际内,自神庭穴向下 1 寸,左右各旁开 0.25 寸的条带。额旁 1 带:额中带外侧、目内眦穴直上入发际,自眉冲穴向下 1 寸,左右各旁开 0.25 寸的条带,属足太阳膀胱经。

(3)取穴原理。足太阳膀胱经上背俞穴为五脏六腑之气灌注于腰背部的穴位,可调节各脏腑的机能,补虚泻实;上述任脉诸穴刮之可宽胸理气,活血通络;心包经、心经与心脏联系密切,可调节心脏气血运行,使通则不痛;胃经足三里、丰隆穴可健脾胃,化痰除湿。

三、内分泌系统疾病的刮痧疗法

(一)糖尿病

1. 刮拭部位

背部、腹部、上肢、下肢。

2. 刮拭步骤

(1)刮背部脊柱两侧膀胱经,由肺俞穴向下经心俞、肝俞、脾俞、胃俞、肾俞等刮至三焦俞处,以皮肤出痧为度。

(2)刮腹部任脉,由膻中经中脘、水分、气海、关元等刮至中极穴处,以皮肤出痧为度。

(3)刮上肢肺经,由尺泽穴处向下经孔最、列缺等刮至太渊穴处,以皮肤出痧为度。

(4)刮下肢胃经，由足三里刮至丰隆穴处，再刮足部内庭穴；刮下肢肾经，由太溪刮至照海穴处，均以皮肤出痧为度。

3. 取穴原理

足太阳膀胱经上的背俞穴为五脏六腑之气输注于腰背部的穴位，可补虚泻实，调节各脏腑的机能；刮任脉诸穴以调理三焦气血，刮气海、关元可补肾益气；消渴因肺燥、胃热、肾虚所致，故刮肺、胃、肾三经，以清肺热、降胃火、滋肾阴、助脾运。

4. 辨证加减刮痧疗法

(1)肺热津伤。

①主要症状：烦渴多饮，口干舌燥，尿频量多，舌边尖红。

②刮拭穴位：肺俞、尺泽、经渠、太渊、鱼际。

③刮拭步骤：先刮背部肺俞，再刮上肢肺经尺泽、经渠、太渊、鱼际。

④刮拭方法：泻法。

⑤取穴原理：肺俞、尺泽、经渠、太渊、鱼际共奏清热润肺、生津止渴之功。

(2)胃热炽盛。

①主要症状：多食易饥，口渴，尿多，形体消瘦，大便干燥，燥热，汗多。

②刮拭穴位：脾俞、胃俞、足三里、三阴交、内庭。

③刮拭步骤：先刮背部脾俞、胃俞，再刮下肢足三里、三阴交、内庭。

④刮拭方法：泻法。

⑤取穴原理：脾俞、胃俞、足三里、三阴交、内庭可清胃泻火，和中养阴。

(3)肾阴亏虚。

①主要症状：尿频量多，混浊或尿甜，头晕耳鸣，视物模糊，全身乏力，皮肤干燥，全身瘙痒。

②刮拭穴位：肾俞、命门、关元、太溪、照海。

③刮拭步骤：先刮背部肾俞、命门，再刮腹部关元，最后刮下肢太溪、照海。

④刮拭方法：补法。

(二)高脂血症

1. 刮拭部位

背部、上肢、下肢。

2. 刮拭步骤

(1)刮背部脊柱两侧膀胱经，从肺俞经心俞、督俞、肝俞、脾俞刮至胃俞穴，以皮肤出痧为度。

(2)刮上肢外侧前部手阳明大肠经，从曲池经偏历、合谷刮至少商穴，以皮肤出痧为度。

(3)刮下肢外侧胃经，从足三里往下刮至丰隆穴；刮下肢内侧脾经，从阴陵泉刮至三阴交；刮足部肝经太冲穴，均以皮肤出痧为度。

3. 取穴原理

足太阳膀胱经上背俞穴为五脏六腑之气输注于腰背部的穴位，刮心俞至胃俞各穴，可行气活血，清利肝胆，健运脾胃；所刮大肠经诸穴可清肠腑，行气血；所刮脾胃经诸穴，刮之可健脾胃，助运化，化痰利湿；刮太冲穴能够疏肝理气。

四、骨伤科疾病的刮痧疗法

(一)落枕

1. 刮拭部位

颈枕部、肩背部、上肢、下肢。

2. 刮拭步骤

(1)刮颈枕部胆经，从风池穴经完骨穴刮至肩井穴处，以皮肤出痧为度。

(2)刮肩背部督脉风府至大椎穴，再刮肩背部小肠经从肩中俞经肩外俞、曲垣、秉风等刮至天宗穴处，以皮肤出痧为度。

(3)刮上肢小肠经，从阳谷经腕骨穴刮至后溪穴处，以皮肤出痧为度。

(4)刮下肢胆经，从阳陵泉往下经光明等穴刮至悬钟穴处，以皮肤出痧为度。

3. 特殊刮痧法

(1)项从刮。以后项部督脉经 3 穴(脑户、风府、哑门)为主要刺激点，辅以枕外隆凸下至乳突根部，沿颅骨下肌层左右各分成 6 个等分，以每个等分为一个刮拭带，左右两侧共计 12 个。

(2)项五带。从后发际项正中线至第三胸椎棘突下(身柱穴)为第一带，第二带起于风池穴，经肩上(肩井)至肩髃，第三带同第二带(对侧)；第四带、第五带为第三颈椎至第三胸椎两侧夹脊。第二、第三带必须加强肩井穴刮拭；第五带需以刮痧板厚角做点、按、揉等复合性手法。

(3)桥弓刮。自乳突沿胸锁乳突肌自上而下刮至锁骨上窝(胸锁乳突肌痉挛、压痛时刮拭)。

(4)八字刮。自肩胛提肌起点附近沿其走行方向刮至其止点(肩胛内上角)，在其止点做点、按、揉等复合性手法(肩胛提肌痉挛、压痛时刮拭)。

刮痧时应有明显感应，即酸胀感，偶有放射感。一次未愈者隔两日进行下一次治疗。

(二)颈椎病

1. 刮拭部位

颈背部、肩部、上肢、下肢。

2. 刮拭步骤

(1)刮颈背部脊柱正中督脉，由风府穴向下经大椎，刮至身柱穴处；刮颈背部脊柱两侧膀胱经，由天柱穴处向下经大杼、风门刮至肺俞穴处，均以皮肤出痧为度。

(2)刮肩部足少阳胆经，由风池穴刮至肩井穴处，以皮肤出痧为度。

(3)刮手阳明大肠经，由肩部巨骨穴沿上肢外侧前向下经肩髃、臂臑、曲池、手三里等，刮至合谷穴处；再刮手太阳小肠经，由小海穴沿上肢外侧后向下经支正、养老等穴刮至后溪穴处，均以皮肤出痧为度。

(4)刮下肢胃经，由足三里刮至丰隆；再刮下肢胆经，由阳陵泉刮至悬钟，以皮肤出痧为度。

3. 取穴原理

循经刮痧的主要作用为调血行气，疏通经络，活血祛瘀，把阻经滞络的病原驱除于体表，使病变器官、细胞得到营养和氧气的补充而发生活化，从而激发人体自然愈病机能。另外，直接刮拭颈肩经穴，可使血管扩张，局部血液循环加快，病变部位温度提高，代谢产物得以排泄，关节周围灶性、缺血性肌节痉挛得以缓解。刮拭督脉、膀胱经、胆经、手三阳经，可以疏通这些经络，活血散瘀，从而使颈部功能恢复正常，疾病得以迅速康复。

(三)肩周炎

1. 刮拭部位

肩背部、上肢、下肢。

2. 刮拭步骤

(1)刮手阳明大肠经,由肩部巨骨穴沿上肢外侧前向下经肩髃、臂臑、曲池、手三里等,刮至合谷穴处,以皮肤出痧为度。

(2)刮手太阳小肠经,由肩外俞沿上肢外侧后向下经秉风、天宗、肩贞等穴刮至后溪穴处;再刮肩背部足少阳经,从风池穴往下刮至肩井穴,均以皮肤出痧为度。

(3)刮下肢足阳明胃经,由足三里穴处沿小腿外侧向下刮至条口穴处;刮下肢足少阳胆经,由阳陵泉向下刮至悬钟穴处,均以皮肤出痧为度。刮痧后配以搓、抖两法松解肩部,并嘱患者主动(或被动)做摇臂、外旋、侧举、后旋及面靠墙患臂伸直摸墙高举等活动。

(四)腰痛

1. 刮拭部位

背部、下肢。

2. 刮拭步骤

(1)刮背部脊柱正中督脉,由脊中向下经命门、腰阳关等穴,刮至腰俞处,以皮肤出痧为度。

(2)刮背部脊柱两侧膀胱经,由脾俞向下经肾俞、大肠俞等穴,刮至八髎穴处,以皮肤出痧为度。

(3)刮下肢后侧膀胱经,由委中穴向下经承山刮至昆仑穴处,以皮肤出痧为度。若腰痛放射至下肢外侧,则加刮胆经,由环跳往下经风市、阳陵泉、悬钟等穴刮至昆仑穴处,以皮肤出痧为度。

3. 取穴原理

督脉、膀胱经循行过腰背处,疏通督脉、膀胱经经脉气血可使通则不痛,肾俞、命门、腰阳关可益肾壮腰;刮胆经腧穴可疏通胆经气血,通经止痛。

4. 椎间盘突出腰痛的刮痧保健法

(1)急性期。病变部位周围的组织处于炎性水肿期。刮痧穴位主要为腰骶部的命门、肾俞、大肠俞以及患肢的环跳、殷门、承扶、风市、阳陵泉、委中、承山、悬钟、昆仑等穴。刮痧时，手法不宜过重，否则易发生水肿。

(2)缓解期。病变部位组织的无菌性炎症已有所减轻，水肿引发的刺激症状也得到了缓解。刮痧取穴侧重于下肢的麻木及感觉减退部位，如阳陵泉、足三里、绝骨、昆仑、解溪、太溪、太冲等穴位。腰部取肾俞、大肠俞、关元、命门，下肢取环跳、秩边、殷门、承扶、委中、承山等。操作时应采用中等刺激量、腰及下肢并重的刮拭手法。

(3)恢复期。可平卧休息，腰部功能活动基本正常，腰腿痛症状明显减轻，故治疗时以下肢取穴为主。可用较强的刺激手法，以改善下肢的血液循环，促进下肢感觉功能的恢复。腰部亦可用补法刮拭，以促进腰背肌肉组织的代谢和血液循环。取穴与缓解期相同。

5. 慢性腰肌劳损的刮痧保健法

(1)首先用刮痧板拉长刮背部督脉及两侧膀胱经，重点刮脾俞、命门、肾俞、腰阳关、大肠俞以及腰骶部八髎穴和腰俞等，用泻法刮至出痧。

(2)然后刮腰部压痛点，先用补法刮拭，再用泻法加强刺激至出痧。

(3)最后刮下肢后侧，重点刮殷门穴、委中穴、承山穴。要循经拉长刮至出痧。

6. 注意事项

刮痧时让患者暴露治疗部位，刮痧者在需要刮拭的部位(腧穴、皮肤)涂抹刮痧剂，紧握刮痧板，与皮肤约成 45°角，顺经而刮，用力均匀柔和。痛点、腧穴及重点应刮至出痧。3 天刮痧 1 次，5 次为 1 个疗程。

(五)膝关节痛

1. 刮拭部位

膝部、下肢。

2. 刮拭步骤

(1)刮膝部鹤顶、梁丘、血海、内外膝眼、膝阳关、委中各穴，以皮肤出痧为度。

(2)刮下肢足阳明胃经，从足三里刮至丰隆穴；刮下肢足少阳胆经，从阳陵泉刮至悬钟穴；刮下肢足太阴脾经，从阴陵泉刮至三阴交，均以皮肤出痧为度。

3. 取穴原理

鹤顶、梁丘、血海、内外膝眼、膝阳关、委中各穴位于膝关节局部，可疏通局部经络气血，使通则不痛；足三里、丰隆可健脾胃，化痰湿，化生气血；阳陵泉为筋会，可通利筋节，舒筋活络；悬钟为髓会，可生髓健骨；阴陵泉、三阴交可健脾除湿，通经止痛。

4. 辨证加减刮痧疗法

(1)行痹。

①主要症状：膝关节、肌肉酸痛，痛处游走不定，以寒痛为多，亦可轻微热痛，或见恶风寒。

②刮拭穴位：膈俞、血海、内外膝眼、梁丘、鹤顶。

③刮拭步骤：先刮背部膈俞，再刮膝部血海及内外侧膝眼、梁丘、鹤顶。

④刮拭方法：泻法。

(2)痛痹。

①主要症状：膝关节疼痛较剧烈，痛处多固定，甚至膝关节不可屈伸，遇冷痛甚，得热则减，亦可游走，皮肤不红，触之不热。

②刮拭穴位：肾俞、命门、关元、气海、膝阳关、内外膝眼。

③刮拭步骤：先刮腰背部肾俞、命门，再刮腹部关元、气海，最后刮膝部膝阳关、内外膝眼。

④刮拭方法：平补平泻法。

(3)着痹。

①主要症状：膝关节疼痛重着、酸楚，或肿胀，痛有定处，肌肤麻木，手足困重，活动不便。

②刮拭穴位：脾俞、阴陵泉、足三里、三阴交、梁丘、内外膝眼。

③刮拭步骤：先刮背部脾俞，再刮膝部梁丘、内外膝眼、阴陵泉，最后刮小腿足三里、三阴交。

④刮拭方法：泻法。

(4)热痹。

①主要症状：膝关节疼痛剧烈，痛处灼热红肿，得冷则缓，筋脉拘急，日轻夜重，伴有发热、口渴、烦闷不安等症状。

②刮拭穴位：大椎、曲池、血海、内外膝眼、鹤顶。

③刮拭步骤：先刮颈背部大椎、上肢曲池，再刮膝部血海、内外膝眼、鹤顶。

④刮拭方法：泻法。

（六）足跟痛

1. 刮拭部位

下肢。

2. 刮拭步骤

（1）刮下肢足少阴肾经，从复溜经太溪、大钟、水泉刮至照海穴，以皮肤出痧为度。

（2）刮下肢足太阳膀胱经，从跗阳穴经昆仑、仆参、申脉等穴刮至金门穴，以皮肤出痧为度。

（3）刮下肢足少阳胆经，从悬钟经穴刮至丘墟穴处，以皮肤出痧为度。

（4）刮下肢足阳明胃经，从足三里经丰隆刮至解溪穴处，以皮肤出痧为度。

五、其他疾病的刮痧疗法

（一）便秘

1. 刮拭部位

背部、腹部、上肢、下肢。

2. 刮拭步骤

（1）刮背部脊柱两侧足太阳膀胱经，由膈俞穴处向下，经肝俞、脾俞、胃俞等穴刮至大肠俞处，以皮肤出痧为度。

（2）刮腹部胃经天枢穴，脾经腹结、大横穴，以皮肤出痧为度。

（3）刮上肢三焦经支沟穴，刮下肢胃经，从足三里刮至上巨虚穴，再刮足部肾经，由太溪刮至照海穴，以皮肤出痧为度。

3. 取穴原理

足太阳膀胱经上背俞穴为五脏六腑之气输注于腰背部的穴位，刮之可补虚泻实，调节各脏腑的机能；所取胃经、脾经各穴刮之可健脾胃，通调大肠腑气；支沟、照海合用为治疗便秘之经验要穴，支沟调理三焦以通腑气，照海养阴以增液行舟；刮太溪穴可补益肾气。

4. 辨证加减刮痧疗法

(1)热秘。

①主要症状:大便干结,腹胀腹痛,面红身热,口干口臭,心烦不安,小便短赤。

②刮拭穴位:天枢、曲池、合谷、支沟、照海。

③刮拭步骤:先刮腹部天枢,再刮上肢曲池、合谷、支沟,最后刮下肢照海。

④刮拭方法:泻法。

⑤取穴原理:天枢为大肠募穴,可通调大肠腑气;曲池、合谷清泻大肠腑热;支沟、照海合用为治疗便秘之经验要穴。

(2)气秘。

①主要症状:大便秘结,胸肋满闷,腹中胀痛,肠鸣矢气,嗳气频作。

②刮拭穴位:中脘、天枢、支沟、照海、太冲。

③刮拭步骤:先刮腹部中脘、天枢,再刮上肢支沟,最后刮下肢照海、太冲。

④刮拭方法:泻法。

⑤取穴原理:刮天枢可通调大肠腑气;支沟、照海为治疗便秘之经验要穴;刮中脘、太冲可疏调气机。

(二)失眠

1. 刮拭部位

头部安眠穴,足部涌泉穴。

2. 刮拭步骤

(1)每天早晨用刮痧梳以面刮法刮拭整个头部,一直到头皮发热。在刮拭过程中,要重点刮拭疼痛点。

(2)用单角刮法刮拭头部耳后的安眠穴。

(3)每天晚上用面刮法刮拭整个足底部,一直到足底发热。在刮拭过程中,重点用单角刮法刮拭足底的涌泉穴。

3. 辨证加减刮痧疗法

(1)肝郁化火型失眠。

①主要症状:急躁易怒,目红口苦。

②刮拭穴位:四神聪、行间、足窍阴、风池、神门。

③刮拭步骤:先点揉头顶四神聪,然后刮后头部风池,再刮前臂神门,最后

刮足背部行间、足窍阴。

④刮拭方法：泻法。

⑤取穴原理：中医认为，失眠主要是心火旺、心肾失和以及阴阳失调所致。头部和足部是全身阴阳经脉汇聚之所，因此在头部和足部刮痧可起到提振阳气、去火滋阴、平衡阴阳的作用，进而有助于改善睡眠质量。

(2)心脾两虚型失眠。

①主要症状：心悸健忘，困乏无力，头晕目眩，饮食无味。

②刮拭穴位：脾俞、心俞、神门、三阴交。

③刮拭步骤：先刮背部心俞至脾俞，再刮前臂神门，最后刮下肢三阴交。

④刮拭方法：补法。

⑤取穴原理：脾俞、三阴交可健脾益气养血；心俞、神门可养心安神定悸。

(3)肾阴虚型失眠。

①主要症状：心烦不安，头晕耳鸣，腰膝软。

②刮拭穴位：四神聪、风池、太溪、肾俞。

③刮拭步骤：先点按四神聪，再刮后头部风池，然后刮背部肾俞，最后刮太溪穴。

④刮拭方法：补法。

⑤取穴原理：刮四神聪可疏通局部气血；刮风池可祛风活络止头痛、头晕；刮太溪可滋阴补肾；刮肾俞可益气聪耳。

(三)牙痛

1.刮拭部位

面颊部、手部、足部。

2.刮拭步骤

(1)刮面颊部颊车穴、下关穴，以皮肤潮红为度。

(2)刮手部合谷、二间穴，以皮肤出痧为度。

(3)刮足部内庭穴，以皮肤出痧为度。

3.取穴原理

十二经脉的运行中，手阳明大肠经入下齿，足阳明胃经入上齿。颊车穴、下关穴位于牙痛局部，且为足阳明胃经穴位，合谷、二间穴为手阳明大肠经的远端穴位，可清泻阳明火热之邪。“面口合谷收”，合谷为治疗牙痛的有效穴位，二间、内庭分别为手、足阳明经的荥穴，泻热力强。各穴合用，可清热泻火，通络止痛。若为感受风热引起的牙痛，加翳风、风池疏风清热；胃火炽盛者加曲池、厉兑清泻阳明火热；虚火上炎者加太溪、照海滋阴降火。

思　考　题

2.1　简述刮痧疗法的作用原理及功效。

2.2　简述刮痧的适应证和禁忌证。

2.3　简述刮痧前要做哪些准备。

2.4　简述常见的刮痧方法及作用特点。

2.5　简述刮痧疗法的操作要点及注意事项。

2.6　简述如何根据痧象进行诊断。

2.7　简述刮痧的常见反应及处理。

2.8　简述手部、面部、背部全息刮痧。

2.9　简述四季保健刮痧。

2.10　简述如何根据不同体质选择刮痧。

2.11　简述常见穴位的刮痧和美容刮痧。

2.12　简述常见疾病的刮痧疗法。

第三章

中国传统养生保健技术教程之艾灸

本章提要

本章阐述了艾灸疗法概述，包括艾灸疗法的历史、艾灸疗法的作用原理及功效、艾灸的治疗原则、艾灸的适应证和禁忌证；艾灸材料与灸法，包括艾灸材料、施灸工具、艾灸体位、艾灸常见的基础手法、艾灸的用量与施灸顺序、艾灸时的注意事项；灸感，包括灸感产生原理、灸感种类、灸感的不同阶段、艾灸后疾病好转的征象；艾灸后的处理及调养，包括灸后处理、灸后调养；艾灸的取穴原则与配穴方法；养生保健灸，包括保健穴位灸、延年益寿灸；常见疾病的艾灸疗法。

教学目标

(1)了解艾灸疗法的作用原理及功效、艾灸的治疗原则、艾灸的适应证和禁忌证、艾灸体位、灸感及灸感的不同阶段、艾灸的取穴原则与配穴方法。

(2)熟练掌握艾灸疗法以及艾灸的用量与施灸顺序、艾灸时的注意事项、艾灸后疾病好转的征象、艾灸后的处理及调养、常见疾病的艾灸疗法。

(3)能应用艾灸疗法调理常见疾病、养生保健等。

第一节　艾灸疗法概述

艾灸疗法，简称“灸法”或称“灸疗”，是一种用艾绒制成的艾炷或艾条，或掺和其他药物对准或放置在病人体表一定的部位或穴位上燃烧，使其发生特有气味与温热刺激，借灸火的温和热力和药物的作用透入肌肤，通过经络的传导作用，深入脏腑、温通经络、调和气血、扶正祛邪，以调整生理功能，增强身体免疫力而收到治病防病、保健强身功效的一种自然物理疗法。艾灸疗法是一种简便而有效的外治方法，又因施灸的材料不同，故又有艾灸疗法与非艾灸疗法之分，本书主要阐述艾灸疗法。

灸法是中医学的重要组成部分，也是民间传统疗法之精华。“灸”字，《说文解字》作“灼”字解释，是灼体疗法的意思，是火力在医疗上的直接医疗作用。灸法与针法一样，也以脏腑、经络学说为指导，故常统称针灸疗法。《医学入门》云：“凡病药之不及，针之不到，必须灸之。”说明灸法可补药疗和针疗之不足，是一种常用而重要的外治方法。在《扁鹊心书》中更有“保命之法，灼艾第一，丹药第二，附子第三”的说法，可见艾灸在中医中的重要作用和影响。艾灸疗法深受群众欢迎，故而能够长期在民间广泛流传和应用，是一种值得研究和大力推广的防治疾病、强身健体的外治医疗方法。艾灸不仅在我国医学史上有重要作用，对于世界医学也做出了巨大贡献。

一、艾灸疗法的历史

（一）艾灸的起源

艾灸疗法与其他民间疗法一样，内容十分丰富，是中医学的重要组成部分。它来源于民间，应用于民间，是我国劳动人民在长期同疾病的斗争中发现、发展并逐步完善的一种简便而有效防治疾病的方法。因此，它能长期在民间广泛流传和应用，深受广大群众和患者的欢迎。

艾灸疗法的历史悠久，源远流长。艾灸疗法具体起源于何时已无证可考，但因其用火，所以可追溯到人类掌握和利用火的旧石器时代。火的使用让人们认识到，用火适当熏烤或烧灼身体的某些部位，可以减轻或治愈某些病痛。于是，远古的先民就采取用火烧灼身体固定部位的方法治疗疾病，灸法从此也就产生了。后来，又经过不断实践，人们最终选用了既易点燃又有药理作用的艾草作为灸疗的主要材料，于是将这种方法称为艾灸。

关于艾灸疗法的记载可以追溯到殷商时代。在出土的殷商甲骨文中，有这样一个字：形象为一个人躺在床上，腹部安放着一撮草，很像用艾灸治病的示意。《孟子・离娄篇》云："犹九年之病，求三年之艾，苟为不蓄，终身不得。"说明春秋战国时期，蓄艾蒿以备艾灸治疗之用已很普遍，似成共识。长沙马王堆汉墓出土的《五十二病方》记载灸法较多，如云："以艾灸癫者中颠，令烂而已。"指出艾灸头顶百会穴以治疝气，并要达到化脓才有好的疗效。帛书《阴阳十一脉灸经》和《足臂十一脉灸经》中指出了经脉循行部位、所主疾病及其灸治所宜等。《黄帝内经》一书中，多篇提到艾，指的就是艾灸法。例如，《灵枢・官能篇》云："针所不为、灸之所宜。""阴阳皆虚，火自当之。"《灵枢・经脉篇》云："陷下则灸之。"均说明当时灸法之盛行以及艾灸的作用，它不仅能弥补针刺的不足，还具有调整阴阳、升阳举陷的作用。同时，《黄帝内经》中还记载了很多灸疗经验，如"灸寒热之法，先灸项大椎""大风汗出，灸譩譆""失枕……灸脊中""形乐志苦，病生于脉，治之以灸刺"等，至今皆可效法。

随着历史的前进，灸法也在不断发展，从单纯的治疗逐步地过渡到经验的积累和理论的形成与提高。东汉时期，医圣张仲景在强调药治的同时，也十分重视灸法，《伤寒论》中涉及灸法的有 12 条之多，且重点论述了灸法的禁忌和某些疾病的灸治方法。书中有"可火，不可火"记载，并提出"阳证宜针，阴证宜灸"的见解。

三国时期出现的《曹氏灸经》是我国最早的灸疗专著，是集秦汉以来灸疗经验之大成，为促进我国灸疗的发展起到了很大作用。可惜因年代久远，一般已难见其貌。葛洪的《肘后备急方》突破了灸法只治虚寒证及作为康复手段，而用灸法治疗猝死、五尸、霍乱、吐利等急症，为抢救措施之用开了先河。

两晋南北朝时期的战乱并未阻止艾灸的发展步伐。西晋皇甫谧编纂的《针灸甲乙经》是我国现存最早的灸疗专著，书中详尽地论述了各类疾病的症候、取穴，把艾灸专门化、系统化，对针灸学的发展起到了重要的推动作用。该时期，已运用灸法预防霍乱，灸足三里穴健身，并发明使用瓦甑灸，为器械灸的发明奠定了基础。晋代名医葛洪的著作中强调了艾灸对传染病及急救的作用。

南北朝时，灸疗不仅在民间盛行，而且传入了日本。公元 552 年，陈文帝将《针经》赠送给日本钦明天皇，艾灸术从此开始在日本流传。公元 562 年秋，吴人知聪携《明堂图》等医书 160 卷越海东渡，之后，日本多次派人来我国学医。

灸术传入日本后深受朝野重视，发展迅速。

（二）艾灸的发展

在唐代，灸学发展成为一门独立学科，唐朝建有医科学校，并设有针灸科，由针博士教授，唐太宗又命甄权等人校订《明堂》，撰《明堂人形图》，足见唐朝对针灸的重视。孙思邈撰集的《备急千金要方》《千金翼方》，提倡针灸并用，他特别注重灸量，施灸的壮数多至几百壮，提出“非灸不精，灸足三里”，称为“长寿灸”，可以防治疾病、强身健体而抗衰老。同时还将艾灸和药物结合运用于临床，如隔蒜灸、隔姜灸、隔盐灸、豆豉灸、黄蜡灸、黄土灸等，采用苇管灸治疗耳病等，使灸法更加丰富多样。他是灸法利用器械的鼻祖。此外，他还绘制了历史上最早的彩色经络腧穴图——《明堂三人图》。此后，王焘在《外台秘要》中介绍用灸法治疗心疝、骨疽、偏风、脚气入腹等病症，扩大了适用范围。《骨蒸病灸方》专门介绍灸疗痨病的方法，使四花穴灸法流传于后世。由此说明，唐代灸法已发展成为一门独立科学，并有了专业灸师。

宋代更加重视艾灸在医疗中的作用，并将艾灸列为十三科之一，使灸学有了进一步的发展。此外，宋代的医学书籍中还有“天灸”或“自灸”的记载，这是一种不同于温热刺激的另类施灸方法。宋代的《太平圣惠方》《普济本事方》以及《圣济总录》等医方书中更多地收集了大量的灸疗内容。

艾灸发展到元代并没有停滞，西方子的《明堂久经》和《备急灸法》为灸学发展做出了巨大的贡献。

明代是我国灸疗的全盛时期，其间灸疗学家辈出，《针灸大成》《针灸聚英》等一批针灸专著相继问世，在继承前人经验的基础上，颇多建树，如艾卷温热灸法，用艾绒加药物的雷火神针、太乙神针等新灸法。同时还出现了桑枝灸、神针火灸、灯火灸、阳燧灸等，为丰富灸法内容做出了贡献。明代医学家李时珍在《本草纲目》中曾有 35 处提到艾和艾灸的用途及灸法，这说明艾灸已经得到广泛的应用。

清代初期，灸法也有所创新，如砾缸灸、针柄烧艾灸（温针灸）、隔面碗灸等。《神灸经论》是我国历史上又一部灸疗学专著，它标志着我国灸疗学发展的新高度。吴谦等人撰集的《医宗金鉴・刺灸心法要诀》用歌诀的形式表达刺灸的各种内容，便于初学和记诵。雷丰的专著《灸法秘传》，对灸法的认识和应用更上一层楼。至清末，由于帝国主义侵略，西方文化的入侵，灸法同中医、针刺法一样，备受摧残，停滞不前，使灸法一度濒于灭迹之境。但因灸法的自身特点——

简便、安全、有效、价廉，而在民间广泛流传，深深扎根于民众之中。

中华人民共和国成立后，针灸在医疗、科研、教学等方面都得到了很大发展，各级中医院开设了针灸科，综合医院及卫生院也开展了针灸医疗，各省市均先后建立了一批针灸研究机构，一部分中医学院还专设了针灸系。

随着现代科学技术的发展，有着数千年历史的艾灸疗法显示出越来越广阔的前景。当今，灸法的显著疗效已得到世界医学界公认，受到世界卫生组织的重视。

（三）艾灸的世界传播史

公元 5 世纪，我国的医学传入朝鲜。公元 692 年，古朝鲜医学教育以《针灸甲乙经》《针经》《西方子明堂灸经》等教授学生。朝鲜把艾灸作为传统医学的重要部分保留至今。

公元 562 年（陈文帝天嘉三年）秋，吴人知聪携《明堂图》等医书 160 卷越海东渡，将我国的艾灸疗法传入日本。之后，又经过多次交流，艾灸疗法在日本日渐盛行。大约在明治 45 年，日本医家开始运用西方科学的方法对灸法进行研究，将实验动物学引入针灸学领域。

300 多年前，艾灸流传到法国、英国、德国、荷兰、瑞典、奥地利等西欧国家。艾灸在西方被称为“moxa”，该词是由荷兰人旁特及赖尼等人创造的，并由他们将艾灸于 17 世纪中叶经由日本传入欧洲。德国人甘弗在艾灸的传播过程中起了重要的作用，他曾任荷兰东印度公司外科医生，并在日本工作过。灸法传至西方后，一开始并未引起人们的广泛关注。在灸法的推广应用中，较为出色的是拿破仑军中的外科主任医师拉兰，在行军作战过程中，他最常用的治疗方法就是灸法，由于他的出色工作，使灸法在欧洲得到了较大程度的推广。

从 1963 年开始，中国政府派遣的援非医疗队将针灸传播到很多非洲国家，艾灸作为针灸的一部分，也随之在非洲一些国家得到了应用和推广。

20 世纪 70 年代后，随着“针灸热”的兴起，艾灸疗法也逐渐在美国受到关注和应用。一些美国的医疗机构和中医诊所开始提供艾灸服务，用于缓解疼痛、改善慢性疾病症状等。

近年来，艾灸在澳大利亚也逐渐流行起来，成为一种受欢迎的自然疗法。当地的中医师和一些健康养生机构会采用艾灸来帮助人们调理身体、增强免疫力。

国际灸法大会的连续举办，为艾灸疗法的国际交流与合作提供了重要平台,提升了艾灸在海外的影响力。目前,艾灸传播受众最多的国家中,美国、澳大利亚、加拿大位列前三;排名其后的7个国家则以亚洲国家为主,包括马来西亚、新加坡、泰国、韩国等。依据国际灸法大会官方平台近3个月独立IP访问数据统计,全球共有32个国家对国际灸法大会和中国艾灸产业的发展保持密切关注。

现代科技的发展为艾灸疗法的传播提供了新的手段和途径。例如,通过互联网和社交媒体,艾灸的相关知识、操作方法和治疗案例能够更广泛地传播到世界各地,让更多人了解和认识艾灸。同时,一些艾灸器具也不断更新换代,如电热艾灸仪等,使艾灸的操作更加便捷、安全,进一步促进了艾灸疗法在全球范围内的普及。

"良医不废外治",我们深信,艾灸疗法在挖掘、整理和发展、提高的过程中,通过医界同人和民间的共同努力,结合和借鉴现代医学技术,必将得到更大的发展与推广普及,更好地为人民的健康服务,造福于民,使这一国宝焕发出更加绚丽夺目的光彩,结出硕果。

二、艾灸疗法的作用原理及功效

(一)艾灸疗法的作用原理

艾灸的一般性治疗效应由两方面构成。

一是艾灸产生的特殊的"药气"所引起的效应。《名医别录》曰:"艾味苦,微温,无毒,主灸百病。"《本草从新》又指出:"艾叶苦辛……纯阳之性,能回垂绝之阳。"灸法所采用的艾叶药性偏温,为纯阳之品,加之艾火产生的热力,所以使得灸法具有独特的温煦阳气、温通气血、温经散寒之功效。艾之火是纯阳之火,故古人把太阳称为天之阳,把艾称为地之阳。阳气,是生命的根本。《素问·生气通天论》云:"阳气者,若天与日,失其所则折寿而不彰。"如果把阳气算作100,那么人从生到死,就是阳气从100到0的过程,故养生贵在保养阳气,强壮阳气。艾热之热,非其他发热物质所能比拟。艾在燃烧时所产生的特殊的短红外线渗透力是普通长红外线的3~4倍。艾灸同时具有自动找病位和通经脉的功能。艾火连续燃烧、传递可使艾火的纯阳温热之气由身体的皮肤表层透达体内,通达病位,打通阻塞,自动调节身体内部阴阳的升降,从而达到壮阳、养生、治病的功用。中医研究机构用其他药材和其他各种物质、各种物理化学方法及射线等与艾做对比研究,结果没有一种物质或方法可以完全替代艾。艾灸时产生的药气由皮表和呼吸被身体吸收后，能起到抗菌、抗病毒及杀灭微生物的作用。此外，这种药气还具安神、醒神、通窍的效用。

二是艾灸生火热，其热刺激所引起的治病及保健效应。艾灸通过经络体表直接给予人体优良的温阳功效，这是中药所不及的。艾灸生热，适量的热刺激施于适当的灸位便产生治病效应。通过艾灸一定穴位，能使人体产生一种温和灼热的感觉。这种热力作用透入人体肌肤而产生刺激，能促使血液循环通畅而收治病和保健之效。艾叶性温，有温经散寒作用；艾味芳香，有开毛窍、透肌肤作用；"艾能温通十二经脉"，加之点燃熏灸，作用尤著，所以通过艾灸能达到治病、预防、保健的目的。在绝大多数情况下，实证、热证、虚证、寒证，在病体体表都会出现一些嗜热性。因此，在施灸过程中，被灸者会无一例外地感觉舒适。

灸法是利用艾燃烧产生的温和热力，刺激体表腧穴，通过经络传导，激发人体脏腑经络的功能，从而调整机体阴阳气血的运行（调气）。《新针灸学》云："是由于它激发和调整人体神经系统功能的作用。这种作用，在于依靠集中在一定穴位上的温热刺激，通过神经系统的反射作用而达到的。"现代科学实验和临床实践证明，这种作用的机制在于，艾灸能够调整脏腑组织功能，促进体内新陈代谢，增加红、白细胞的数量与吞噬细胞的吞噬功能，调整并提升机体免疫功能，进而增强机体的抗病能力。

艾灸是一种综合的治疗方式，其作用的发挥涉及局部刺激、经络穴位调节以及药物等多种因素。因此，灸疗作用于人体主要表现为一种综合作用，是各种因素相互影响、相互补充、共同发挥的整体治疗作用。

艾灸是治疗手段，属于外因，外因要通过人体的反应（内因）起作用。研究人员发现，相同的灸疗对患同样疾病的不同患者，其传感不一样，疗效也不尽相同，究其原因是人体的反应性各有差异。因此，在用艾灸治疗疾病时，应根据病人的具体情况进行合理选择，灵活应用。

（二）艾灸疗法的功效

1. 调和阴阳

人体阴阳的偏盛偏衰是疾病发生发展的根本原因，而灸法具有补泻作用，通过泻其有余、补其不足，能够达到调和阴阳的效果。

2. 温通经脉，驱散寒邪

《素问·调经论》云："血气者，喜温而恶寒，寒则泣而不流，温则消而去之。"

艾叶性温，加之点燃熏灸，可使热力深达肌层，温气行血。因此，灸法具有良好的温通经络、散寒除湿、调理气血、宣痹止痛之功。

3. 行气活血，消瘀散结

气见热则行，见寒则凝，气温则血滑。灸法为温热刺激，可使气血协调、营卫和畅、血脉和利而收行气活血、消瘀散结之功。

4. 温阳补虚，补中益气

《灵枢・官能》云："上气不足，推而扬之。"灸法对气血运行能起"推而扬之"的引导作用，如灸百会穴即有补中益气、升阳举陷之功。

5. 回阳救逆

《本草从新》云："艾叶苦辛……纯阳之性，能回垂绝之阳。"《伤寒论》中的"下利，手足厥冷，无脉者，灸之""少阴病，吐利，手足逆冷……脉不至者，灸少阴七壮"等条文均为热性病过程中阳气虚脱的危重症候用灸法治疗的论述，可见灸法治疗疾病有回阳复脉之功。临床上，对阴寒内盛、阳气衰微的症候，用灸法疗之，能达回阳救逆之功。

6. 防病保健，强身益寿

人以阳气为本，得其所则体强而寿彰，失其所则体弱而寿夭。灸能温阳，无病自灸，如常灸足三里、关元、大椎等穴，能激发人体正气，提高抗病能力，起到治病保健、延缓衰老、强身益寿之功。

以上所述 6 种功用仅是大概而言，灸疗的功用是多方面的，而且较为复杂。如所取部位或穴位不同，灸法之异，刺激强度不同或施灸所用材料不同，因而功用也不同；即使同一穴位，用不同的灸法，或同一灸法，作用于不同的部位或穴位上，其功用也不相同；即使在同一情况下，也是多种功用的共同体现。因此，临床应用时应当视具体病情，选择不同的穴位和操作方法。

三、艾灸的治疗原则

艾灸的治疗原则是艾灸治疗疾病必须遵循的准绳，是整个治疗过程中的指导原则。灸疗治疗原则可归纳为辨证与辨经、标本缓急、补虚泻实等。

（一）辨证与辨经

疾病总是表现出相关的症状和体征。症候表现于一定的部位，有寒热、虚实的不同性质，并发生在疾病的不同阶段，这些病位、病性、病程，都成为辨证的主要内容。辨经，即辨识疾病的具体部位。

(二)标本缓急

标与本、缓与急是一个相对的概念，在疾病的发生、发展过程中，标本缓急复杂多变。标本缓急的运用原则有以下4点。

1. 治病求本

治病求本即针对疾病的本质进行治疗。临床症状只是疾病反映于外的现象，通过辨证，由表及里，由现象到本质进行分析，找出疾病发生的原因、病变的部位、病变的机制，概括出疾病的本质。

2. 急则治标

在特殊情况下，标与本在病机上往往相互夹杂，其症候表现为标病急于本病，如未及时处理，标病可能转为危重病证，论治时则应随机应变，先治标病，后治本病。

3. 缓则治本

在一般情况下，本病病情稳定，或虽可引起其他病变，但无危急症候出现，或标本同病，标病经治疗缓解后，均可按"缓则治本"的原则予以处理。

4. 标本兼治

当标病与本病处于俱缓或俱急的状态时，均可采用标本兼治法。

(三)补虚泻实

补虚就是扶助人体的正气，增强脏腑器官的功能，补益人体的阴阳气血以抗御疾病。泻实就是驱除邪气，以利于正气的恢复。灸疗的"补虚"与"泻实"，是通过艾灸的方法激发机体本身的调节功能，从而产生补泻的作用，达到扶正祛邪的目的。

四、艾灸的适应证和禁忌证

(一)艾灸的适应证

1. 寒邪内伏

凡受寒、饮冷而致脘腹胀满、消化不良者，均宜灸之，可起温中散寒、调整脾胃的作用。

2. 气虚下陷

凡气虚下陷之症，如胃下垂、子宫下垂、脱肛等，均可施行灸法，可起温阳起陷、行气活血之效。

3. 寒热虚实

临床实践证明，灸疗法不但对阴症、寒症、虚症有效，而且对阳症、热症、实症也有效。例如，疔疮、疖肿、甲沟炎、痔疮等疾患，于初起时灸之，则获良效。

4. 厥逆吐泻

灸疗对厥逆吐泻、脉微细弱者，颇有回阳救逆、镇吐止泻的效果。

5. 暴病急症

《医学入门》里描述“凡病药之不及，针之不到，必须灸之”。例如，霍乱吐泻、四肢厥冷、脉微欲绝者，中风脱症，小儿惊风，妇女崩漏，鼻出血等，这些暴急病症，均属灸治病例。

6. 诸虚百损

灸法不仅能治疗急病症，而且能治疗许多慢性疾患，如子宫下垂、脱肛、肾虚泄泻等。

（二）艾灸的禁忌证

因艾灸以火熏灸，施灸过程中会耗伤一些精血，所以有些部位或有些人是不能施灸的。

（1）凡暴露在外的部位，如颜面，不要直接灸，以防形成瘢痕，影响美观。

（2）皮薄、肌少、筋肉结聚处，妊娠期妇女的腰骶部、下腹部，男女的乳头、阴部、睾丸等不要施灸。另外，关节部位不要直接灸。大血管处、心脏部位不要灸，眼球属颜面部，也不要灸。

（3）身体发炎部位禁止采用艾灸的方法进行治疗，妇女经期忌灸。

（4）某些传染病、高热、昏迷、抽风期间，或身体极度衰竭、形瘦骨立等忌灸。

（5）无自制能力的人，如精神病患者等忌灸。

（6）现代中医临床认为睛明穴、素髎穴、人迎穴和委中穴为禁灸穴。

第二节　艾灸材料与灸法

一、艾灸材料

(一)艾草

艾草,又称冰台、遏草、香艾、蕲艾、艾蒿、艾、灸草、医草、黄草等。多年生草本或略呈半灌木状,植株有浓烈香气。茎单生或少数,褐色或灰黄褐色,基部稍木质化,上部草质,并有少数短的分枝。叶厚纸质,上面被灰白色短柔毛,基部通常无假托叶或极小的假托叶。上部叶与苞片叶羽状半裂,头状花序椭圆形,花冠管状或高脚杯状,外面有腺点,花药狭线形,花柱与花冠近等长或略长于花冠。瘦果长卵形或长圆形。花果期 9～10 月。全草入药,有温经、去湿、散寒、止血、消炎、平喘、止咳、安胎、抗过敏等作用。艾叶晒干捣碎得艾绒,制艾条供艾灸用。

(二)艾绒

在艾灸中,艾绒是最主要的材料,它是由艾叶经过加工制成的。艾叶有一些粗梗和灰尘等杂质,不利于燃烧,所以需要进行加工。古代通常是将艾叶风干后,放在石臼、石磨等加工工具中,反复进行捣捶和碾轧,然后通过反复筛除,将其中的粗梗、灰尘等杂质去掉,只剩下纯粹的艾纤维,其色泽灰白,柔软如绒,易燃而不起火焰,气味芳香,适合灸用。它具有通经活络、温经止血、散寒止痛、生肌安胎、回阳救逆、养生保健的作用。外用灸法能灸治百病。

艾绒分为青艾绒、陈艾绒和金艾绒 3 种。一般来说,用新艾施灸,火烈且有灼痛感;而用陈艾施灸,灸火温和,灸感明显,疗效好。《本草纲目》里说:“凡用艾叶,须用陈久者,治令软细,谓之熟艾;若生艾,灸火则易伤人肌脉。”所以,在选用艾绒时,应该用陈艾而不用新艾。老中医会根据病因选用青艾绒或陈艾绒,金艾绒为艾绒中的极品,用途广泛,但价格贵。家庭使用艾绒时,建议优先选用陈艾绒,因其燃烧时艾火温和,能有效降低灼伤风险。

(三)艾条

艾条(图 3.1)是用棉纸包裹艾绒制成的圆柱形长卷,直径一般为 4～50 毫米。最常见的直径为 18 毫米。长度一般为 200～300 毫米。最常见的长度为 200 毫米。长度小于 80 毫米的艾条，可称艾炷、艾段。按艾绒陈放年份分为陈艾条、艾条（艾绒陈放几年就称为几年陈艾条。比如经常见到的 3 年陈艾条、5 年陈艾条）；按艾条排出的烟分为有烟艾条、无烟艾条及微烟艾条；按艾条的成分分为纯艾绒艾条、药艾条；按艾条的长短分为长条、短条、艾炷、艾坨；按艾条制成的形状分为梅花艾条、菱形艾条、艾管。

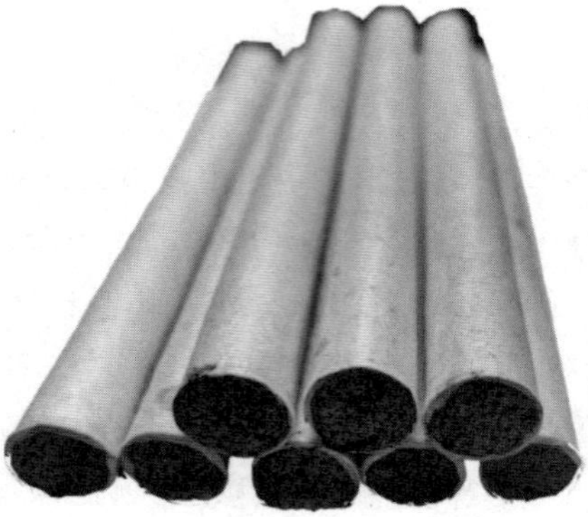

图 3.1　艾条

（四）正确挑选艾条

劣质艾条会危害人的身心健康，所以在挑选艾条时，一定要认真辨别。

1. 一看成色

优质艾条通常选用陈艾绒，经精心工艺制作而成，其艾绒提取比例高（极品艾条的艾绒提取比例是 45 ∶ 1，即 45 千克艾叶提取 1 千克艾绒），无杂质，艾绒细腻均匀，色如黄金；劣质艾绒粉尘冲鼻，其中杂质、枝杆占比极高，质地粗糙，色泽暗淡。

2. 二捏实度

优质艾条，用料十足，端口紧实细腻，密实度好，燃烧更全面，温灸更到位；劣质艾条，偷工减料，包装松散，燃烧不全面，药性不均匀。

3. 三观艾火

优质艾条燃烧时仿若纯阳之火，火力持久且穿透力强，疗效更好；劣质艾条杂质、枝梗、粉尘多，燃烧速度缓慢，火力不能直透经络，根本无法起到治疗作用。

4. 四闻艾烟

优质艾条气味浓郁却不刺鼻，反而透着清新之感，燃烧时艾烟淡白轻盈；劣质艾条气味淡薄，却异常刺鼻，其燃烧时，杂质产生的烟雾会危害人体健康。

二、施灸工具

（一）艾灸盒

艾灸盒(图 3.2)又称温灸盒，是艾灸的首选器具，由于其体积小，操作简单方便，集养生防病、治病和美容养颜于一身，深受家庭养生者的青睐。艾灸盒通过艾火的热力渗透肌肤，可以温通经络，行气活血，祛湿逐寒，温经止痛，平衡阴阳，促进血液循环，调整脏腑功能，促进机体新陈代谢，增强抵抗力。近年来，随着科学技术的进步，艾灸盒也有了众多升级换代产品。新科技艾灸盒采用创新，无烟无痛，既能避免灼伤人体、污染环境，又融入人体工学设计，佩戴便捷舒适，可随身携带。同时，它支持任意时长灸疗，因而备受新生代养生人士青睐。

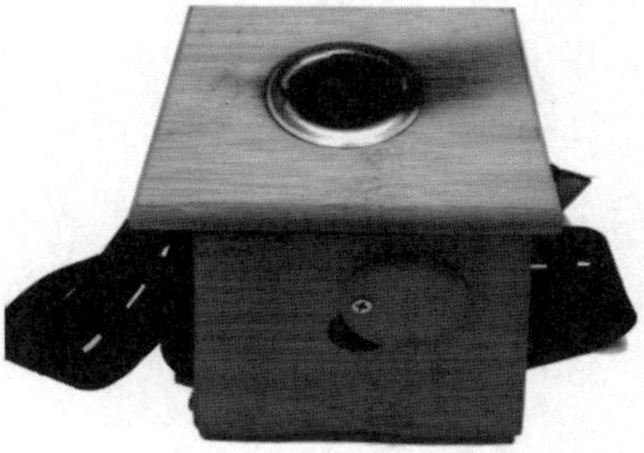

图 3.2　艾灸盒

（二）艾灸罐

艾灸罐(图 3.3)是艾灸所用器具，是盛放艾绒、艾炷的载体。使用时，将点燃的艾绒或艾炷放在艾灸罐内，再借助艾灸罐的便捷优势，对人体进行施灸操作。艾灸罐的制作材料丰富多样，大致分为不锈钢、铜质、木质等类别。

三、艾灸体位

施灸时选择合适的体位，既能让施灸者操作更便捷，也有利于精准选取穴位、稳妥放置艾炷，同时还能确保被灸者感觉自然舒适。施灸时选择正确的体位，是准确取穴、提高疗效的重要保证。常用的施灸体位有：仰靠坐位、侧伏坐

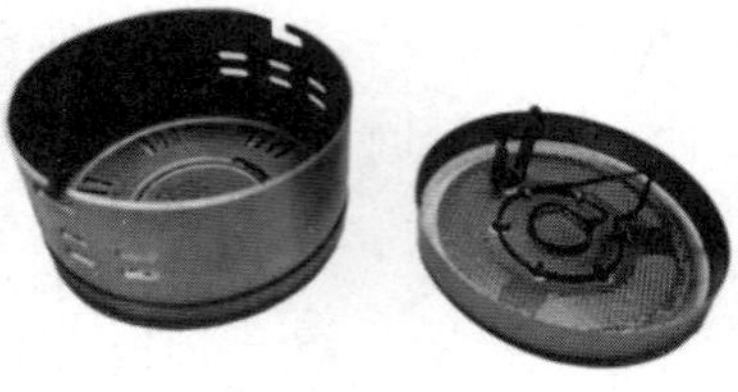

图 3.3　艾灸罐

位、俯伏坐位、仰卧位、侧卧位、俯卧位 6 种。

1. 仰靠坐位

患者坐在软椅上，在后颈部放一软垫，头后仰，以便暴露施灸部位。用于前头和面部以及项前部位的穴位。

2. 侧伏坐位

患者侧身坐在桌前，桌上放一软枕，患者侧俯在软枕上，以便手臂和头侧舒适，同时暴露施灸部位。用于头部两侧的穴位。

3. 俯伏坐位

患者坐在桌前，桌上放一软枕，患者俯在软枕上或用双手拖住前额，同时暴露施灸部位。用于头项部、后颈部的穴位，有时也用于前臂穴位。

4. 仰卧位

患者平躺，上肢平放，下肢放直或微屈，全身放松，暴露要施灸的部位。用于面部、颈部、胸部、腹部、上肢掌侧、下肢前侧和手足背等穴位。

5. 侧卧位

非施灸部位在下，侧卧，上肢放在胸前，下肢伸直，充分暴露施灸部位。用于头面两侧或胸腹两侧的穴位。

6. 俯卧位

患者俯卧，在胸前放一软枕，屈曲两上肢，以便背部肌肉舒展、平坦，同时充分暴露施灸部位。用于后头、后颈、肩部、背部、腰部、骶部、臀部、下肢后侧和足底部等经穴。

四、艾灸常见的基础手法

(一)艾条灸

艾条灸是将艾条点燃后在穴位或病变部位进行熏灸的方法,又称艾卷灸法。分为温和灸、雀啄灸和回旋灸 3 种。

1. 温和灸

温和灸

施灸者手持点燃的艾条,对准施灸部位,在距皮肤 1～3 厘米的高度进行固定熏灸,使施灸部位温热而不灼痛,一般每处需灸 5～15 分钟,以皮肤出现红晕为度。温和灸时,在距离上要由远渐近,以患者能承受为度,也可用灸架将艾条固定于施灸处上方进行熏灸,可同时在多处进行灸治。本法有温经散寒、活血散结等作用,主要用于病痛局部灸疗。对于神志不清、局部知觉减退患者施灸时,施灸者可将另一只手的食、中两指分置于施灸部位两侧,通过手指感觉局部皮肤的受热程度,以便调节施灸距离,防止烫伤。

2. 雀啄灸

雀啄灸

施灸者手持点燃的艾条,在施灸穴位皮肤的上方 1～3 厘米处,如鸟雀啄食一样做一上一下的活动熏灸,而不固定于一定的高度,一般每处熏灸 3～15 分钟。这种灸法的特点是温度突凉突温,对唤起腧穴和经络的功能有较强的作用,因此适用于灸治远端的病痛和内脏疾病,也多用于昏厥急救及小儿疾病,作用上偏于泻法。注意向下活动时,不可使艾条触及皮肤,并及时掸除烧完的灰烬。此外,还应注意艾条移动速度不要过快或过慢,过快则达不到治疗目的,过慢易造成局部灼伤及刺激不均,影响疗效。

3. 回旋灸

回旋灸

施灸者手持点燃的艾条,在施灸部位上方 1～3 厘米的高度,根据病变部位的形状做速度适宜的上下、左右往复移动或反复旋转熏灸,使局部 1～3 厘米范围内的皮肤温热而不灼痛。一般灸 20～30 分钟。这种灸法的特点是,温度呈渐凉、渐温互相转化,除对局部病痛的气血阻滞有消散作用外,还能对经络气血的运行起促进作用,故对灸治远端的病痛有一定的作用。适用于呈线状或片状分布的风湿痹痛、神经麻痹等范围稍大的病症。

(二)艾炷灸

艾炷灸是将艾炷直接或间接置于穴位上施灸的方法。艾炷就是用艾绒做成的大小不等的圆锥形艾团(图 3.4)。其制作方法很简单:先将艾绒置于手心,用拇指搓紧,再放到平面桌上,以拇指、食指、中指捻转成上尖下圆底平的圆锥状。麦粒大者为小炷,黄豆大者为中炷,蚕豆大者为大炷。

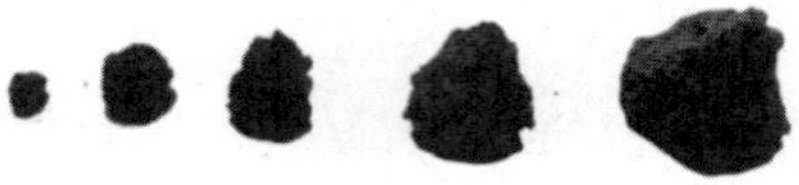

图 3.4　不同大小的艾炷

在施灸时,每燃完一个艾炷,我们称为一壮。施灸时的壮数多少、艾炷大小,可根据疾病的性质、病情的轻重、体质的强弱而定。根据不同的操作方式,艾炷灸可分为直接灸(着肤灸)和间接灸(隔物灸)两大类。一般而言,用于直接灸时,艾炷要小些;用于间接灸时,艾炷可大些。

1. 直接灸

直接灸(图 3.5),又称着肤灸、明灸,把艾炷直接放在皮肤上施灸,以达到防病治病的目的。这是最基本、最主要且常用的一种灸法。古代医家均以此法为主,现代临床上也常用。施灸时多用中、小艾炷。可在施灸穴位的皮肤上涂少许石蜡油或其他油剂,使艾炷易于固定,然后将艾炷直接放在穴位上,用火点燃尖端。当患者有灼热感时,用镊子将艾炷夹去,再更换新艾炷施灸。灸治完毕后,可用油剂涂抹以保护皮肤。此法适用于一般虚寒证及眩晕、皮肤病等。实热和虚热证不宜用。直接灸又分为瘢痕灸、无斑痕灸和发疱灸 3 种。

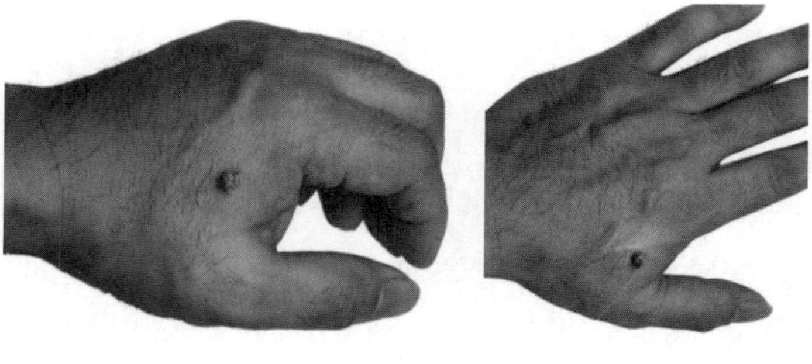

图 3.5　直接灸

(1)瘢痕灸。用小艾炷直接安放在穴位上施灸,灸后局部皮肤被烧伤,产生无菌性化脓现象,故又称化脓灸。施灸时先在穴位上涂抹蒜汁粘牢艾炷,然后点燃艾炷，待艾炷燃尽，除去艾灰，更换新炷再灸。当燃艾炷烧到皮肤，患者感到灼痛时，施灸者可用手轻轻拍打施灸部位四周，以减轻疼痛。这种灸法常用于治疗哮喘、慢性肠胃病、肺痨、瘰疬、痞块、癫痫以及久治不愈的皮肤溃疡病，同时可以防治高血压和中风。

(2)无瘢痕灸。将艾炷直接安放在皮肤上灸治，但以不烧伤皮肤为度。施灸时，在选好的穴位上涂些凡士林粘牢艾炷，从上端点燃。当艾炷燃烧至患者感到皮肤发烫时，即将艾炷压灭或用镊子取下，更换新炷再灸。适用于治疗哮喘、眩晕、慢性腹泻等一般性虚寒轻证，以及疥癣、痣、疣、皮肤溃疡等病症。

(3)发疱灸。用小艾炷施灸，待患者感到发烫时继续灸 3～5 秒。此时施灸部位皮肤可出现黄斑，1～2 小时后局部发疱，一般不需挑破，3～4 日后可自然吸收。适用于一般慢性虚寒疾病，如哮喘、瘰疬及疖疮、皮炎、疥癣、白癜风等。

2. 间接灸

间接灸是在艾炷与皮肤之间隔垫某种物品而施灸的方法，又称隔物灸，具有艾灸与药物的双重作用。加之本法火力温和，患者易于接受，故广泛应用于治疗内科、外科、妇科、儿科、五官科疾病。间接灸根据其衬隔物品的不同，可分为多种灸法，常用的有隔姜灸、隔蒜灸、隔盐灸、隔葱灸等方法。

(1)隔姜灸(图 3.6)。隔姜灸是用姜片作隔垫物的一种施灸方法。用厚 0.2～0.3厘米的生姜一片，在中心处用针穿刺数孔，上置艾炷放在穴位上施灸。病人感觉灼热不可忍受时，可用镊子将姜片向上提起，衬一些纸片或干棉花，放下再灸，或用镊子将姜片提举稍离皮肤，灼热感缓解后重新放下再灸，直到局部皮肤潮红为止。此法简便，易于掌握，一般不会引起烫伤，可以根据病情反复施灸，对虚寒病症，如腹痛、泄泻、痛经、关节疼痛、面瘫及风寒湿痹症等，均有较好的疗效。

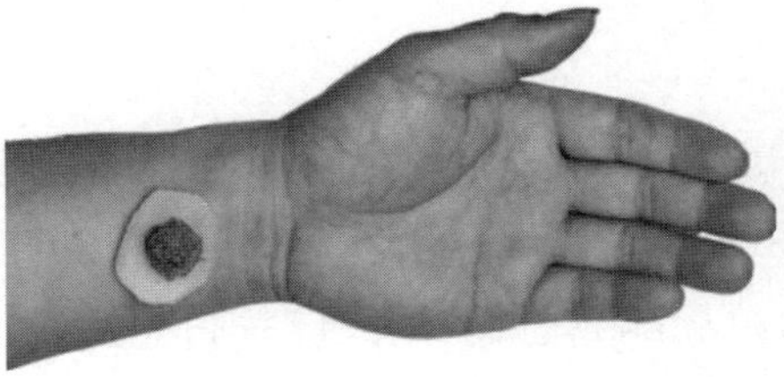

图 3.6 隔姜灸

(2)隔蒜灸(图 3.7)。取新鲜独头大蒜，切成厚为 0.2～0.3 厘米的蒜片，用细针于中间穿刺数孔，放于穴位或患处，上置艾炷点燃施灸。艾炷如黄豆大，每灸4～5壮更换蒜片，每穴1次灸足7壮。也可取适量大蒜捣成泥状，敷于穴上或患处，上置艾炷点燃灸之。本法适用于治疗肺结核、腹中积块、胃溃疡、皮肤红肿、痈、疽、疮、疖、蛇咬、蝎蜇等外伤疾患。

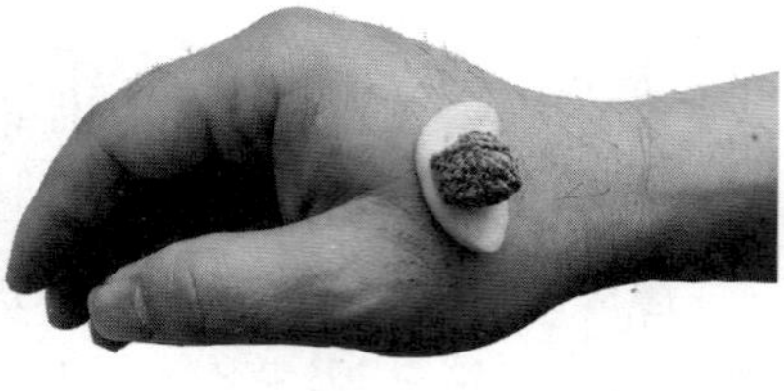

图3.7 隔蒜灸

(3)隔盐灸。用于脐窝部(神阙穴)施灸。操作时用食盐填平脐孔，再放上姜片和艾炷施灸。若患者脐部凸起，可用水调面粉，搓成条状围在脐周，再将食盐放入面圈内隔姜施灸。本法对急性腹痛吐泻、痢疾、四肢厥冷和虚脱等证，具有回阳救逆之功。

(4)隔葱灸。隔葱灸是用葱作隔垫物的一种施灸方法。将葱白切成0.2～0.3厘米厚数片或捣成葱泥，平敷在脐中及周围，或者敷于患处，上面放置大艾炷点燃施灸，灸到局部温热舒适、不感灼痛为止。适用于治疗虚脱、癃痛、尿闭、疝气、乳痈等疾病，疗效很好，还可用于减肥、保健美容和抗衰老。

(三)天灸

天灸，又称为药物发疱灸，是指用一些对皮肤有刺激性、能引起发疱的药物敷贴于穴位或患处的一种无热源灸法。敷药后能使局部皮肤潮红、充血，甚至起疱如火燎，故称药物发疱灸。天灸所用药物大多是单味中药，但也有用复方的。常用的有毛茛、大蒜、斑蝥、白芥子、巴豆、细辛、吴茱萸、甘遂、天南星、蓖麻子等数十种。下面为大家简单介绍两种常用的天灸方法。

1.白芥子灸

取白芥子末5～10克，用水或醋调为糊状，敷贴于穴位上，再以油纸覆盖胶布固定；或取白芥子末1克，置于直径为3厘米的圆形胶布中，直接贴在穴位上。敷灸2～4小时，以局部充血、潮红或皮肤起疱为度。可用于治疗关节痹痛、口眼歪斜等。现在，临床常用复方白芥子敷灸治疗支气管哮喘和支气管炎。取白芥子、延胡索各21克，甘遂、细辛各12克，共研细末(为1人3次用量)。在夏季伏天每次取药末1/3量，用生姜汁调成糊膏状，并加麝香少许，分摊于6块直径3厘米的油纸上，敷于肺俞、心俞、膈俞处，用胶布固定，敷灸4～6小时。

从初伏开始，每伏（10 日）各敷灸 1 次，每年敷灸 3 次，连续治疗 3 年。

2. 蒜泥灸

取紫皮大蒜适量，捣烂，敷涌泉穴治疗咯血、吐血；敷合谷穴治疗扁桃体炎；敷鱼际穴治疗喉痹。一般敷灸 1～3 小时，以局部皮肤发痒、潮红或起疱为度。

五、艾灸的用量与施灸顺序

施灸时，用量的掌握是决定灸治成功与否的重要因素。灸量的掌握看似容易，实际大有讲究，施灸者必须经过长时间的观察和经验积累，才能更好地把握艾灸的用量。

（一）艾灸的用量

所谓灸量就是施灸时向体内导入的热量，这主要取决于施灸的时间长短、施灸的面积大小及施灸时所达到的热度。施灸的时间长短主要由疾病种类、病情轻重、患者体质等多方面因素决定；施灸的面积大小和施灸时所达到的热度主要由施灸时所用艾炷的大小、壮数的多少决定。

艾炷的大小和壮数的多少，需综合考量疾病的性质、病情的轻重、体质的强弱、年龄的大小及施灸部位的不同，做到用量恰当，既不可过量，也不宜不足。

一般按照每次施灸累积总和数来算，施灸壮数少则 1～3 壮，多则数十壮乃至数百壮。前 3 日每日灸 1 次，以后每隔 2～3 日灸 1 次，急性病每日可灸 2～3 次；慢性病隔 3 日、5 日或 7 日灸 1 次；保健灸每月可灸 3～4 次，终身坚持施灸，可延年益寿。身体健壮、生病频率低的青壮年患者，所用艾炷宜大，壮数宜多。小儿、妇女、老人及久病体弱之人，所用艾炷宜小，壮数宜少。在肌肉丰厚的腰背、臀腹、臂等处宜用大炷多灸；在肌肉浅薄的头面、颈项、四肢末端宜用小炷少灸。直接着肤灸，一般以麦粒大小艾炷为宜，每穴灸 5～7 壮，小儿 3～5 壮，每次灸 3～5 穴。使用艾灸急救时，不用具体计算壮数，只需持续施灸直至患者心跳恢复正常、神志清醒即可。

此外，在施灸时，还须结合病情，对沉寒痼冷、元气将脱等证宜采用大炷多灸，以温散寒凝，振奋阳气；对外感风寒则宜采用小炷，不宜重灸，如此便可达到温经通络、驱散外邪之功效，否则可能会导致火邪内郁，产生不良后果。

（二）施灸的顺序

施灸时除了有一定的体位要求，还要遵循特定的顺序。施灸的一般顺序是：先灸上部，后灸下部，先灸背部，后灸腹部，先灸头身，后灸四肢，先灸阳经，后灸阴经；施灸壮数先少后多，施受艾炷先小后大。如不按顺序施灸，先灸下部，后灸头面，患者可能会出现头面烘热、口干咽燥等不适感觉。在施灸时还需结合病情，因病制宜，不可拘泥于施灸顺序不变。

六、艾灸时的注意事项

(1)在施灸时要聚精会神，以免烧烫伤被灸者的皮肤或损坏被灸者的衣物。

(2)对昏迷者、肢体麻木及感觉迟钝者和小儿，在施灸过程中量不宜过大。

(3)如果被灸者情绪不稳，或在过饥、过饱、醉酒、劳累、阴虚内热等状态下，要尽量避免使用艾灸疗法。

(4)被灸者在艾灸前最好喝一杯温水，水的温度应以略高于体温为宜，在每次灸治结束后还要再补充一杯 60℃左右的热水(以水稍稍有点烫嘴为宜)。

(5)施灸的过程中如果出现发热、口渴、红疹、皮肤瘙痒等异常症状时，不要惊慌，继续采用艾灸疗法灸治下去，这些症状就会消失。

(6)施灸的时间应该循序渐进，施灸的穴位应该由少至多，热度也应逐渐增加。

(7)被灸者在采用艾灸法治疗疾病的过程中，尽量不要食用生冷的食物(如喝冷水、吃凉饭等)，否则会不利于疾病的治疗。

(8)施用瘢痕灸前，要争取被灸者的意见并询问被灸者有无晕灸史。施灸的时间一般以饭后 1 小时为宜。

(9)在采用艾灸疗法治疗或保健时，如果上下前后都有配穴，施灸的顺序是先灸阳经，后灸阴经；先灸背部，后灸腹部；先灸身体的上部，后灸身体的下部；先灸头部，后灸四肢，依次进行灸治。

(10)采用瘢痕灸治疗疾病时，半年或一年灸一次即可，其他灸法可每日或隔日一次，10 次为 1 个疗程。

第三节 灸 感

灸感，是施灸时自我所感知的热、风、凉、寒、麻、胀、酸、沉、痛等感觉。灸感的产生是艾火的热力与药力双重作用的结果，是艾火循环和经气与病气在体内斗争的表现。

一、灸感产生原理

施灸时体内的经气被艾火激发和推动，经气在运行的过程中与患病处的邪气抗衡，经气战胜邪气后，邪气会外泻，因而引发一系列灸感。灸感的产生与否直接关系到灸疗效果的好坏。

二、灸感种类

灸感一共有7种，这7种灸感在灸疗过程中依次深入，第6、7种灸感的出现，表明艾灸的作用发挥到了极致。

(1)透热。

灸热从施灸点皮肤表面直接向深部组织穿透，甚至直达胸腹腔脏器。

(2)扩热。

灸热以施灸点为中心向周围扩散。

(3)传热。

灸热从施灸点开始循经络向远部传导，甚至直达病灶。

(4)局部不热(或微热)而远处热。

施灸部位未感受到热量(或感觉微热)，而远离施灸处的部位出现明显热感。

(5)表面不热(或微热)，而皮肤下的深部组织甚至胸腹腔脏器感觉很热。

(6)施灸部位或远离施灸处的部位产生酸、胀、麻、热、重、痛、冷等非热感觉。

(7)上述灸感传导之处，病症随之缓解，施灸部位产生的热、胀、痛等感觉发生深透远传，所到之处病症随之缓解。

第6、7种灸感表明，艾灸产生的纯阳之气正沿着经络传导，意味着艾灸已达到预期疗效。灸感并非局限在施灸的部位，而是会沿着经络传导的。通常情况下，灸感的强弱能够反映经络阻塞程度。有灸感、灸感强，说明自身的经络通畅，作用立竿见影；没有灸感表示经络中邪气淤积严重，需要时间开淤散阻，因此，见效较慢。

灸感因时、因地、因人而异。一般来说，刺激强度越大、持续时间越久、刺激次数越多，则感传越易出现。"经络敏感人"灸感相对强烈。在温暖、安静的环境中，同时皮肤湿润，思想集中，则灸感较易发生，传递速度也较快；反之，施灸时间短、次数少，室内寒冷、喧闹，皮肤干燥，经络不敏感，则灸感多迟钝或不能被感知。

三、灸感的不同阶段

(一)艾火循经

温热是施灸时第一阶段出现的动态灸感，是艾火自动循经促使气血升温、循环运行的良性反应。

(二)正邪相搏

麻、胀、酸、沉、痛是施灸时第二阶段出现的静态灸感，是体内正气与邪气相搏的正常反应。

(三)邪气外出

风、凉、寒是施灸时第三阶段出现的动态灸感，是体内正气强而邪气弱，邪气被排出体外的良性反应。

四、艾灸后疾病好转的征象

灸疗时，不同的人感觉也不一样。有的人感觉很明显，见效很快，有的人见效就很慢。灸感的强弱一般代表了经络的阻塞程度。有灸感、灸感强，说明自身的经络通畅，作用立竿见影；没有灸感并不代表没有效果，而是表示经络中邪气淤积严重，需要一点时间开瘀散阻，作用慢一些。艾灸后疾病好转的征象如下。

(1)灸时全身或半身出汗，此多虚多寒，属邪毒外排现象。通常经过2～5次施灸后可缓解。

(2)灸时痒，多为风、为虚、为湿。延长艾灸时间或多灸几次可缓解。

(3)灸时身体抖动，多为肝经问题，往往是经络不通畅所致。多灸几次可缓解。

(4)灸时腿、肩颈、脚等冒风或冒凉气，多为寒气或风气外排所致。

(5)灸时热量可达腹内或下肢，多为虚寒体质，为好转的表现。

(6)灸后有水疱，古称灸花，为湿气或其他毒素外排的表现。

(7)灸后局部起红疹，多在灸完2～3天后出现，多数属湿气外排的好转反应。

(8)灸后伤口处发痒、发红、发肿、化脓,属伤口处有湿热(或寒湿)外排现象。

(9)灸后膝盖处有向外冒风感或发麻感,属风邪(或湿气)外排现象。

(10)灸后不热,没有感觉,多为身体经络瘀阻不通,或身体机能良好的表现。

(11)灸后腹泻,并无气虚的表现,属于排毒的反应。

(12)灸后便秘,多为气血虚或体内有热所导致,灸后多喝温水可缓解。

(13)灸后腰酸腰痛,属于"气冲病灶"的反应,多为身体有陈旧性损伤。

(14)灸后头晕、失眠,多为气血充足,上冲于头部的反应。

(15)灸后月经量过多或月经量过少,多为肝、脾、肾虚症不能固摄所致,灸后气血运行加快,会出现短暂的月经紊乱,随着灸疗的持续进行,身体脏腑功能不断增强,相应症状也会逐渐消失。

第四节　艾灸后的处理及调养

施灸结束后,需根据身体的反应进行相应处理,并配合生活调理,以此巩固艾灸的治疗效果。如今,艾条温和灸广泛流行,施灸后,皮肤常出现红晕并伴有灼热感,但无灸瘢,通常无须特殊处理即可恢复。如使用艾炷直接灸,可能会损伤皮肤组织,导致化脓、起疱等现象。此时,应当注意疮面护理,同时灸后在饮食起居方面应加以调护。

一、灸后处理

使用直接灸后,施灸局部常出现水疱。若水疱较小,切记不可挑破,通常5～8天即可自然吸收。若水疱较大,可用注射器或消毒针将疱内液体抽出,涂上消炎膏等,然后用消毒纱布覆盖固定加以保护,直至水疱吸收愈合。

若因灸火过旺而形成灸疮,除首先需排出疮内积液外,还应妥善保持灸疮,进行适当处理以避免感染。可以用消毒液、酒精、生理盐水清洗,也可以在灸疮化脓后,每天用大葱头、薄荷煎水清洗,每天可清洗 2～3 次,每次清洗后均需贴上玉红膏。从化脓到收口每日不可间断,以促进疮口愈合。持续约 20～30 天疮口便可愈合。如果灸疮疼痛难忍,疮口难以愈合,可用桃枝、柳枝、芫荽、黄连各适量煎汤(柳枝汤)温洗。灸疮久不收口,大多是由气虚所致,这种情况下可内服内托黄芪丸(黄芪48克，当归12克，肉桂、术香、乳香、沉香各6克)进行调理。灸疮脱痂后，应继续用柳枝汤温洗，同时注意保护局部皮肤，免受风寒侵袭。

二、灸后调养

施灸后，应围绕促进灸疮愈合、保护机体正气的目标进行调理。施灸形成灸疮后，为推动灸疮正常透发，可适量食用有助于透发的食物，如鸡肉、鲤鱼、笋、豆类、蘑菇等。而当灸疮进入愈合阶段时，需减少这类食物的摄入，防止延缓灸疮愈合进程。

使用化脓灸后，在灸疮的化脓期间，应避免从事重体力劳动。当灸疮因受到污染而发炎时，可用消炎药膏涂敷疮口并口服抗生素进行消炎处理。疮口未愈合时饮食宜清淡，忌食鱼、虾、蟹、鹅、鸡、羊肉、辛辣食物，忌烟酒。否则易生痰涎，致病气滞留，久疮不能外透。同时，性生活过度也会有碍灸疮收口。由此可见，灸后要从饮食、作息等多方面进行精心调护，才能取得较好疗效。

第五节　艾灸的取穴原则与配穴方法

艾灸主要通过作用于穴位来治疗各种疾病，因此，在治疗时，取穴配穴得当与否直接关系到治疗效果的好坏。人体有362个经穴和众多的经外奇穴，每个穴位的功能各不相同。只有根据临床经验和经穴理论掌握一定的取穴原则，才能合理地为患者取穴灸治。取穴原则主要包括局部取穴、远部取穴和随证取穴。

一、艾灸的取穴原则

(一)局部取穴

局部取穴是指用艾灸直接作用在病痛的所在位置，或病痛临近之处取穴。局部取穴是以调整局部功能为主、提高全身机能为辅的一种取穴法。这一取穴原则提出的根据是，病证器官临近的各穴均具有区域性的就近治疗的作用。例如，头部各穴均能治头痛；眼眶各穴均能治目疾；耳郭周围各穴均能治耳病；腹部各穴均能调理肠胃；胸背诸穴均能作用于心肺；四肢诸穴均能作用于关节。

局部取穴能够有效改善病灶部位血管和淋巴管的生理功能。通过艾灸给局部升温，能够疏导患病处的血液循环和淋巴流，增强局部的抗病能力，加速新陈代谢，促进渗出物吸收，有助于减轻水肿和消退炎症。

局部取穴的应用非常广泛，凡是症状在体表表现明显的病证和较为局限的病证，均可使用此方法选取穴位，进行治疗。

（二）远部取穴

通过艾灸刺激远离病痛部位的经穴，这种方法被称为远端取穴。这一取穴原则是依据穴位具有远治作用提出的。人体许多穴位，尤其是四肢、关节上的穴位，不仅可以治疗局部病症，还能治疗远端病症。这种方法以提高全身机能为主、改善局部状况为辅。

远部取穴具有调整全身的功能，激发经气流行的效果。对远端的穴位施灸能打通经络通道，清除积滞在患病处及关联区域的病理产物。

远部取穴的应用非常广泛，取穴时既可取病变脏腑所属经脉的本经穴位，也可取与该经脉相表里的其他经脉上的穴位，或是名称相同的经脉上的穴位。

（三）随证取穴

随证取穴是指根据患者的全身症状，或是针对疾病的病因病机来选取相应穴位的方法。这一取穴原则是根据中医理论和穴位主治功能而提出的。因为有许多全身性疾病难以判辨方位，如失眠、昏迷等，不适合用上述取穴方法，此时就必须根据病症的性质进行分析判断，弄清病证所属脏腑和经脉，再按照随症取穴的原则选取适当的穴位进行治疗。

二、艾灸的取穴方法

配穴是根据病症的需要选取两个或两个以上主治相同或相近、具有协同作用的穴位加以配伍应用的方法。配穴时应处理好主穴与配穴的关系，要做到少而精，主次分明。配穴是否得当，直接影响治疗效果。常用的配穴方法主要包括本经配穴法、表里经配穴法、同名经配穴法、上下配穴法、前后配穴法和左右配穴法等。

（一）本经配穴法

某一脏腑、经脉发生病变而未涉及其他脏腑时，即选取该病变经脉上的穴位，配成处方进行治疗。例如，肺病咳嗽，可取肺经的募穴——中府穴，同时选取本经之尺泽、太渊穴。

（二）表里经配穴法

表里经配穴法以脏腑、经脉的阴阳表里配合关系为依据，即当某一脏腑经脉有病时，取其表里经穴位组成处方施治。例如，肝病可选足厥阴经的太冲穴，配与其相表里的足少阳胆经的阳陵泉穴。

（三）同名经配穴法

同名经配穴法以同名经“同气相通”的理论为依据，用手足同名经穴位相配的方法。例如，牙痛可取手阳明经的合谷穴配足阳明经的内庭穴；头痛可取手太阳经的后溪穴配足太阳经的昆仑穴；等等。

（四）上下配穴法

上下配穴法是指将腰部以上或上肢穴位与腰部以下或下肢穴位配合应用的方法。上下配穴法的应用很广泛，如胃病取内关穴配足三里穴，牙痛取合谷穴配内庭穴，脱肛或子宫脱垂取百会穴配长强穴。此外，八脉交会穴配合，如内关配公孙、外关配临泣、后溪配申脉、列缺配照海等，也属于本法的具体应用。

（五）前后配穴法

选取胸腹和后背的穴位配合应用的方法称为前后配穴法，亦名“腹背阴阳配穴法”。凡治脏腑疾患，均可采用此法。例如，胃痛前取中脘、梁门穴，后取胃俞、胃仓穴；哮喘前取天突、膻中穴，后取肺俞、定喘穴；等等。

（六）左右配穴法

左右配穴法是指选取肢体左右两侧穴位配合应用的方法。临床应用时，一般左右穴同时取用，如心病取双侧心俞、内关穴，胃痛取双侧胃俞、足三里穴等；另外，左右不同名穴位也可同时并用，如左侧面瘫，取左侧颊车、地仓穴，配合右侧合谷穴等；左侧偏头痛，取左侧头维、曲鬓穴，配合右侧阳陵泉、侠溪穴等。

第六节　养生保健灸

艾灸能够很好地调理人体脏腑功能，促进人体代谢。当身体有虚弱、疲劳、心神不宁、情志不舒等不适状况时，可以用艾灸来缓解疲劳、调理情志，从而将疾病拒之门外，达到延年益寿效果。在人体众多穴位中，有一些常用保健穴位，如足三里、神阙、关元、中脘、膏肓、命门、涌泉、大椎等，经常艾灸这些穴位能够起到保健养生、祛除百病的功效。

一、保健穴位灸

（一）足三里穴

在我们的膝盖下面有一个调肠胃、抗衰老的穴位——足三里穴，它有理脾胃、调气血、补虚损的作用，经常艾灸此穴，可以防治各种常见的老年病，延缓衰老。

1. 定位

在外膝眼下 3 寸，胫骨前缘外侧 1 横指处。

2. 保健功效

常灸足三里，可健脾益胃，促进消化吸收，强壮身体，改善人的免疫功能，并对肠胃、心血管系统等有良好的调节作用。中老年人常灸足三里可预防中风。

3. 对症疾病

（1）消化系统病症：胃痛、呕吐、腹胀、肠鸣、消化不良、急慢性胃肠炎、十二指肠溃疡、胃下垂。

（2）生殖泌尿系统病症：泄泻、便秘、痢疾、疳积、肾炎、肾绞痛、膀胱炎、阳痿、遗精、功能性子宫出血、盆腔炎。

（3）精神病症：癫狂、中风昏迷。

（4）其他病症：脚气、水肿、下肢不遂、心悸、气短、虚劳羸瘦、阑尾炎、肠梗阻、肝炎、高血压、高脂血症、冠心病、心绞痛、风湿热、支气管炎、支气管哮喘、休克、失眠等。

4. 保健灸法

温和灸、直接灸均可，5～20 分钟。

(二)神阙穴

肚脐正位于人体的“黄金分割点”上，是调整人体机能的最佳作用点，神阙穴与人体生命活动密切相关，是人体的长寿大穴。经常对神阙穴进行保养，可使人体真气充盈、精神饱满、体力充沛、腰肌强壮、面色红润、耳聪目明、轻身延年，并对腹痛肠鸣、水肿腹胀、泻痢脱肛、中风脱证等有独特的疗效。

1. 定位

位于肚脐正中。

2. 保健功效

神阙为任脉之要穴，具有温阳益气、补肾健脾之功。

3. 对症疾病

腹痛、泄泻、脱肛、水肿、虚脱。

4. 保健灸法

灸 10～20 分钟，灸时用温和灸或隔物灸法，如将盐填在脐心上，置艾炷灸之，有益寿延年之功。艾灸此穴选择冬季为宜。

(三)关元穴

传统中医理论认为，肾为先天之本，主藏精，只宜固密，不宜耗散。五志过极、惊恐伤肾、体力过劳、精力不足、恣情纵欲，都可导致肾精亏损，肾气不足，封藏失职，而出现遗精、早泄。对此，除不断进行身心调节、解除精神紧张、消除恐惧心理之外，还可以通过艾灸的方法治疗。

在人体穴位之中，位于下腹部的关元穴，为男子藏精之处，艾灸这个穴位，有利于补肾固精，强健男性功能。

1. 定位

在腹正中线上，脐下 3 寸处。

2. 保健功效

调补肝肾，调经止带，调理肠道，回阳固脱，强身健体。

3. 对症疾病

(1)泌尿系统病症：遗尿、尿失禁、尿潴留、尿路感染、小便赤涩、急慢性膀胱炎。

(2)生殖系统病症：遗精、阳痿、性功能减退、前列腺炎、月经不调、盆腔炎、子宫脱垂、功能性子宫出血。

(3)消化系统病症：消化不良、腹痛、泄泻、痢疾、脱肛、肠道蛔虫病。

(4)其他病症：休克、眩晕、虚劳、腰痛、低血压、类风湿性关节炎。

4. 保健灸法

直接灸(宜用无瘢痕灸)，每次 5～7 壮，或艾条温和灸 10～20 分钟，隔日 1 次。

(四)中脘穴

脘指的是胃，中脘即胃的正中间，中脘穴是一个交会穴，是不同的经脉交会在一起的穴位。中脘为后天之本，人体的五脏六腑，它们的精气都会汇聚到中脘这个位置。艾灸中脘穴有健脾和胃、补中益气、延缓衰老、美容养颜的功效。

1. 定位

在腹正中线上，脐上 4 寸处。

2. 保健功效

为强壮要穴，具有健脾益胃、培补后天的作用。

3. 对症疾病

(1)消化系统病症：胃痛、反酸、呃逆、胃出血、胃溃疡、胃下垂、腹痛、阑尾炎。

(2)神志病症：脏躁、失眠、精神分裂症。

(3)妇科病症：月经不调、闭经、子宫脱垂。

(4)其他病症：肢体乏力、麻木、高血压、头痛、中暑。

4. 保健灸法

一般可直接灸(宜用无瘢痕灸)5～7 壮，或艾条温和灸 10～15 分钟。

(五)膏肓穴

我国有句“病入膏肓”的成语，形容病情十分严重，无法医治。人体背部的膏肓穴，可对“病入膏肓”起到预防和治疗的作用。当久病不愈，身体呈现羸弱消瘦状态时，最适宜取膏肓穴施灸，可以起到扶阳固卫、济阴安营、调和全身气血的作用，从而使身体恢复强壮。

1. 定位

位于背部第 4 胸椎棘突下，左右各旁开 3 寸处。

2. 保健功效

常灸膏肓穴，有强壮身体的作用。

3. 对症疾病

支气管炎、支气管哮喘、乳腺炎、各种慢性虚损性疾病等。

4. 保健灸法

温和灸 15～30 分钟。

（六）命门穴

命门穴为人体的长寿大穴。命门之火是人体阳气的根本，是生命活动的动力，对男子所藏生殖之精和女子胞宫的生殖功能有重要影响，对各脏腑的生理活动起着温煦、激发和推动作用，对食物的消化、吸收与运输，以及水液代谢等都具有促进作用。经常艾灸命门穴可强肾固本，温肾壮阳，强腰膝，固肾气，延缓人体衰老。

1. 定位

位于后正中线上，第 2 腰椎棘突下凹陷中。

2. 保健功效

补肾壮阳。

3. 对症疾病

（1）头面五官病症：头晕、耳鸣。

（2）生殖泌尿系统病症：遗尿、阳痿、早泄、赤白带下、胎屡堕。

（3）神经系统及精神病症：癫痫、惊恐。

（4）其他病症：虚损腰痛、脊强反折、五劳七伤、手足逆冷。

4. 保健灸法

温和灸 15～30 分钟，或隔姜灸 3～5 壮。

(七)涌泉穴

中医认为,任何一种疾病或劳损延续的时间长了,最终都会累及肾,导致肾气亏损。而经常艾灸涌泉穴,可以使整个足底发热,畅通全身气血,达到补肾的目的。肾水充足,则可滋润五脏六腑,促进新陈代谢,滋阴降火,调理疲乏无力、虚劳状态,减轻神经衰弱症状,达到强身的目的。

1. 定位

脚趾屈曲,在前脚掌中心凹陷处。

2. 保健功效

有补肾壮阳、养心安神的作用。常灸此穴,可健身强心,有益寿延年之功。

3. 对症疾病

(1)神经系统病症:头痛目眩、小儿惊风、癫痫、失眠。

(2)头面五官病症:咽痛失音、口疮。

(3)泌尿系统病症:二便不利、肾结石。

(4)其他病症:足心热、高热不退、咳嗽、肺炎。

4. 保健灸法

一般可用温和灸15～30分钟。

(八)大椎穴

艾灸大椎穴适用于缓解老年人项背畏寒,还可改善因用脑过度引发的疲劳、头胀、头晕等症状,对于伏案或低头过度导致的颈项强直不适、颈椎病,以及血管紧张性头痛等问题,也有一定调理作用。

1. 定位

低头,在颈部后正中线上最高凸起即第7颈椎棘突下凹陷中。

2. 保健功效

手足三阳经之会,有固表祛风之功。

3. 对症疾病

(1)骨伤科病症:落枕、颈椎病、肩背腰脊强痛。

(2)热性病症:感冒、热病、恶寒发热、疟疾、中暑。

(3)呼吸系统病症:咳嗽、喘逆、咽喉肿痛。

(4)神经系统病症：小儿惊风，癫、狂、痫、癔症。

(5)五官病症：急慢性结膜炎、睑腺炎、角膜炎、青光眼。

(6)其他病症：五劳虚损、乏力、自汗、盗汗、高血压。

4. 保健灸法

如体虚易感冒或哮喘，可每年夏天隔姜灸，或艾条温和灸，每次 20 分钟，共灸 10～20 次。

二、延年益寿灸

(一)养心安神

《黄帝内经》中说："心者，君主之官，神明出焉。"心脏是人体中的重要器官，中医理论认为，心藏神，心主神智，心脏是否健康关系着人的精神状态的好坏。通过适当保健，能够全面提振精气神，使人精力充沛、心情愉悦。因此，心脏的养护至关重要，而艾灸养生作为一种传统疗法，正是养心安神的重要方式之一。

1. 艾灸穴位

心俞穴、膻中穴、内关穴。

(1)心俞穴。

①定位：在背部，第 5 胸椎棘突下，左右各旁开 1.5 寸。

②主治：心经及循环系统疾病，心痛、惊悸、咳嗽、吐血、失眠、健忘、盗汗、梦遗、癫痫、胸痛、心悸、晕车、头痛、恶心欲吐等。

③取穴原理：宽胸理气，通络安神。

(2)膻中穴。

①定位：在胸部，前正中线上，横平第 4 肋间，两乳头连线的中点。

②主治：咳嗽、气喘、心悸、心烦、胸闷、呼吸困难、过胖、过瘦、呃逆、乳腺炎等。

③取穴原理：宽胸理气，降逆化痰。

(3)内关穴。

①定位：位于前臂掌侧，腕掌侧横纹上 2 寸，掌长肌腱与桡侧腕屈肌腱之间。

②主治：对治疗抑郁导致的失眠、焦虑、健忘等症状效果显著。

③取穴原理：疏导水湿，宁心安神，理气镇痛。

2. 艾灸方法

(1)温和灸心俞穴 5～10 分钟,每日 1 次。

(2)温和灸膻中穴 5～10 分钟,每日 1 次。

(3)温和灸内关穴 5～10 分钟,每日 1 次。

(4)饭前半小时结束治疗。20～30 天为 1 个疗程,间隔 7～10 日可行下一个疗程。

(二)清肝明目

《黄帝内经》指出:"肝者,将军之官,谋虑出焉。"也就是说,肝是人体主谋虑的"大将军"。肝主疏泄,如果肝气疏泄不利,条达失宜,气机失调,则气血紊乱,或滞而不爽,或亢而为害。中医认为,肝开窍于目,肝藏血,目得血而能视。由此可见,肝与眼睛息息相关,我们可以通过养肝达到明目的效果。

1. 艾灸穴位

太冲穴、行间穴、三阴交穴。

(1)太冲穴。

①定位:在足背侧,第 1、2 跖骨间,跖骨结合部前方凹陷中。

②主治:胁腹满痛、头痛目眩、疝痛、小便不利、月经不调等。

③取穴原理:舒肝解郁,调气理血,化湿通经。

(2)行间穴。

①定位:在足背侧,第 1、2 趾间,趾蹼缘的后方赤白肉际处。

②主治:月经过多、闭经、遗尿、淋证、疝气、失眠、膝肿、下肢内侧痛等。

③取穴原理:养肝明目,调营活血,泄热通经。

(3)三阴交穴。

①定位:在小腿内侧,当足内踝尖上 3 寸,胫骨内侧缘后方。

②主治:腹痛、肠鸣、腹胀、泄泻、便溏等。

③取穴原理:滋阴补肾,疏肝理气,健脾利湿,调和气血,通经活络。

2. 艾灸方法

(1)取太冲穴,艾灸 10～20 分钟。

(2)取行间穴,艾灸 10～20 分钟。

(3)取三阴交穴,艾灸 10～20 分钟。

(4)隔日或 3 日 1 次,1～3 个月为 1 个疗程。

(三)调和脾胃

脾和胃都是消化器官，中医认为，脾胃同为“气血生化之源”，是“后天之本”。脾胃虚弱可导致人体对食物受纳、消化、吸收、转化利用的能力下降，造成人体营养不良、贫血、体虚、免疫力下降等，从而引发各种疾病，因此健脾胃是强身健体、防治疾病的养生基础。

1. 艾灸穴位

胃俞穴、中脘穴、三阴交穴。

(1)胃俞穴。

①定位：在背部，第12胸椎棘突下，左右各旁开1.5寸。

②主治：胃炎、胃溃疡、胃下垂、胃痉挛、肠炎、失眠等。

③取穴原理：和胃健脾，理中降逆。

(2)中脘穴。

①定位：在腹正中线上，脐上4寸处。

②主治：消化系统病症、神志病症和妇科病症等。

③取穴原理：健脾益胃，培补后天。

(3)三阴交穴。

①定位：在小腿内侧，当足内踝尖上3寸，胫骨内侧缘后方。

②主治：腹痛、肠鸣、腹胀、泄泻、便溏等。

③取穴原理：滋阴补肾，疏肝理气，健脾利湿，调和气血，通经活络。

2. 艾灸方法

(1)悬灸或艾炷直接灸(宜用无瘢痕灸)，或隔姜灸中脘穴。

(2)悬灸胃俞穴，火力可以稍重，10～15分钟。

(3)悬灸或艾炷直接灸(宜用无瘢痕灸)三阴交穴，3～5壮或5～15分钟。

(4)每次10～15分钟。每日1次，饭前半小时结束治疗。5～7天为1个疗程，间隔2日可行下1个疗程。

(四)补肾强身

中医认为，肾为先天之本，其生理功能是藏精、主水、主纳气、主骨、生髓，与人的骨骼、血液、头发、牙齿、耳朵都有很大的关系。肾犹如人体这棵大树的根，根深方能叶茂。同样，只有肾气充盈、肾脏健康，人的身体机能才能运转良好，保持活力与健康。因此，补肾是从根本上治疗发育迟缓、老年性疾病及延缓衰老的重要手段。

1. 艾灸穴位

肾俞穴、命门穴、涌泉穴。

2. 艾灸方法

取肾俞、命门、涌泉穴，以从上到下的顺序艾灸 10～20 分钟。隔日或 3 日 1 次，1～3 个月为 1 个疗程。

（五）健脑益智

大脑是人体的“司令部”，主宰着精神活动、感觉与运动等重要功能。保持大脑健康活力，不仅能显著提升记忆力与理解力，还能让人精力充沛、专注高效，远离头晕目眩、神经衰弱等困扰。除了坚持用脑、保持思维活跃外，日常还可通过按摩、艾灸等方式进行脑部保健，滋养大脑，维持其良好状态。

1. 艾灸穴位

百会穴、合谷穴、太阳穴。

(1)百会穴。

①定位：在头部，前发际正中直上 5 寸。将耳郭折叠向前，找到耳尖。经两耳尖连成一线，此连线与头部正中线的交点处，即为百会穴。

②主治：头痛、眩晕、耳鸣、耳聋、目不能视、鼻塞、鼻出血。

③取穴原理：镇痛止晕，清热开窍，健脑宁神，安神定志，升阳举陷。

(2)合谷穴。

①定位：在手背，第 1、2 掌骨间，第 2 掌骨桡侧的中点处。

②主治：齿痛、手腕及臂部疼痛、口眼歪斜、感冒发热等症。

③取穴原理：疏风解表，通络镇痛。

(3)太阳穴。

①定位：眉梢与目外眦之间，向后约 1 横指的凹陷处。

②主治：头痛、偏头痛、眼睛疲劳、牙痛等疾病。

③取穴原理：解除疲劳，振奋精神，止痛醒脑。

2. 艾灸方法

(1)将点燃的艾条在距离百会穴 2 厘米处施灸，以局部感到温热为度，局部皮肤可有发红现象，灸 10～15 分钟。

(2)将点燃的艾条在距离太阳穴2厘米处施灸,灸10～15分钟。

(3)将点燃的艾条在距离合谷穴2厘米处施灸,灸10～15分钟。

(4)2～3天灸1次,1～3个月为1个疗程,疗程间休息2～3日。

第七节　常见疾病的艾灸疗法

艾灸疗法是我国传统养生保健的瑰宝,凭借其独特的疗法优势,适用范围十分广泛,对于常见病和多发病,均能发挥良好的调理作用。同时,艾灸疗法还能激发人体正气,增强抗病能力,起到防病保健的作用。艾灸疗法不仅在临床调理中见效快、疗效好,还可以弥补针药在某些病症调理中的局限性。

一、呼吸系统疾病的艾灸疗法

(一)感冒

1.艾灸穴位

风池穴、风门穴、肺俞穴、列缺穴、合谷穴、曲池穴、外关穴。

2.艾灸方法

(1)外感风寒,艾炷隔姜灸。

①取风池穴:取老姜一块,切成0.3厘米厚的薄片,在姜片上扎几个小孔,小心施灸5～7壮。

②取风门、肺俞穴,以从上到下的顺序施灸:取老姜一块,切成0.3厘米的薄片,在姜片上扎几个小孔,小心施灸5～7壮。

③取列缺、合谷穴,以从上到下的顺序施灸:取老姜一块,切成0.3厘米的薄片,在姜片上扎几个小孔,小心施灸5～7壮。

④每日1～2次,5～7天为1个疗程。

(2)风热风寒,温和灸。

取风池、大椎、曲池、外关等穴位,按先灸头背部再灸四肢的顺序施灸,将点燃的艾条在距离穴位2厘米处分别施灸,灸3～5分钟,每日1～2次。

(二)咳嗽

1. 艾灸穴位

肺俞穴、大椎穴、风门穴、曲池穴、尺泽穴、列缺穴。

2. 艾灸方法

(1)温和灸肺俞穴,5～10 分钟。

(2)温和灸大椎穴,5～10 分钟。

(3)温和灸风门穴,5～10 分钟。

(4)温和灸曲池穴,5～10 分钟。

(5)温和灸尺泽穴,5～10 分钟。

(6)温和灸列缺穴,5～10 分钟。

(7)每日 1 次,饭前半小时结束治疗。20～30 天为 1 个疗程,间隔 7～10 日可行下一个疗程。

(三)慢性咽炎

1. 艾灸穴位

大椎穴、天突穴。

2. 艾灸方法

艾炷隔姜灸。取大椎、天突穴,先灸大椎穴,再灸天突穴。取老姜一块,切成 0.3 厘米厚的薄片,在姜片上扎几个小孔,小心施灸 5～7 壮。

(四)鼻炎

1. 艾灸穴位

迎香穴、合谷穴、阳溪穴。

2. 艾灸方法

艾条温和灸。①悬灸迎香穴。每次 10～20 分钟,每日 1 次。5～7 天为 1 个疗程,间隔 2 日可行下一个疗程。②悬灸合谷、阳溪穴。每穴每次 10～20 分钟,每日 1 次。5～7 天为 1 个疗程,间隔 2 日可行下一个疗程。

二、心血管疾病的艾灸疗法

(一)头痛

1. 艾灸穴位

百会穴、行间穴、涌泉穴、太冲穴、列缺穴。

2. 艾灸方法

(1)悬灸百会穴。悬灸(可用纸板等隔开头发)10～20 分钟,每日 1 次,5～7 天为 1 个疗程,间隔 2 日可行下一个疗程。

(2)悬灸列缺穴。每次 10～20 分钟,每日 1～3 次。可缓解感冒引发的头痛。

(3)随症加减。头晕、头痛属于长期的慢性症状,反复多发。这类情况大多属于阴虚阳亢,也就是肾阴不足、肝阳上亢,治疗时仅仅取百会穴还不够,虽可镇痛止晕,但疗效不稳定。因此需要增加相应的穴位滋肾阴、潜肝阳,以求标本兼治。一般可加涌泉、行间(或太冲)穴。行间与太冲两个穴位,可以任选其一。从功效上讲,头痛伴有眼部酸痛或视物模糊的,加行间穴更好;以头晕为主,没有眼部症状和上火症状的,可选太冲穴。

(二)高血压

1. 艾灸穴位

太冲穴、肝俞穴、风池穴、涌泉穴、足三里穴、悬钟穴。

2. 艾灸方法

(1)艾条温和灸。①艾条温和灸肝俞穴:每次 10～20 分钟。隔日 1 次,10 次为 1 个疗程,或每月 1 个疗程。感觉以温热为度,火力不必过强。②艾条温和灸太冲穴:每次 10～20 分钟。隔日 1 次,10 次为 1 个疗程,或每月 1 个疗程。

(2)艾炷隔姜灸。取太冲、足三里、风池、涌泉、悬钟穴,将艾炷点燃置姜片上,每穴 5～7 壮,艾炷如黄豆或半粒枣核大,每日或隔日灸治 1 次,7 次为 1 个疗程,疗程间隔 3～5 天。

(三)低血压

1. 艾灸穴位

气海穴、膈俞穴、足三里穴。

2. 艾灸方法

(1)艾条温和灸。①艾条温和灸膈俞穴:每次 10～20 分钟。隔日 1 次,10 次为 1 个疗程,或每月 1 个疗程。感觉以温热为度,火力不必过强。②艾条温和灸足三里和气海穴:每次 10～20 分钟。隔日 1 次,10 次为 1 个疗程,或每月 1 个疗程。

(2)艾炷隔姜灸。取膈俞、足三里、气海穴,将艾炷点燃置姜片上,每穴 5～7 壮,艾炷如黄豆或半粒枣核大,每日或隔日灸治 1 次,7 次为 1 个疗程,疗程间隔 3～5 天。

(四)冠心病

1. 艾灸穴位

神门穴、心俞穴、肾俞穴、厥阴俞穴、关元穴、太溪穴。

2. 艾灸方法

(1)艾条温和灸。①悬灸心俞穴:每次 10～20 分钟。每日 1 次或隔日 1 次,10 次为 1 个疗程,或每月 1 个疗程。感觉以温热为度。②取肾俞、关元穴悬灸:每穴每次 10～20 分钟。每日 1 次或隔日 1 次,10 次为 1 个疗程,或每月 1 个疗程。治疗时先灸心俞穴,再灸肾俞穴,最后灸关元穴。以感觉温热为度。

(2)艾炷隔姜灸。选神门、太溪、心俞、厥阴俞穴,按照先上后下的顺序施灸。选择老姜,切成 0.3 厘米厚的薄片,在其上扎小孔,每穴分别施灸 3～5 壮。每日 1 次,10 天为 1 个疗程,疗程间隔 3～5 天。

三、内分泌系统疾病的艾灸疗法

(一)糖尿病

1. 艾灸穴位

阳池穴、梁门穴、脾俞穴、膀胱俞穴、中脘穴、内关穴。

2. 艾灸方法

(1)艾条温和灸。①艾条温和灸脾俞、中脘穴：每穴每次 10～20 分钟。②艾条温和灸阳池、膀胱俞穴：每穴每次 10～20 分钟。每日 1 次或隔日 1 次，10 次为 1 个疗程，每月 1 个疗程。

(2)艾条回旋灸。取梁门、中脘、内关、脾俞穴。将艾条一端点燃，按照从前到后、先上后下的顺序，上下来回旋灸这几个穴位，每穴每次 10～15 分钟，每日灸 1 次，10 次为 1 个疗程，疗程之间可间隔 1～2 日。

(二)肥胖

1. 艾灸穴位

天枢穴、关元穴、三阴交穴、丰隆穴。

2. 艾灸方法

(1)艾条温和灸。①悬灸天枢穴：每次 10～20 分钟。隔日 1 次，10 次为 1 个疗程。感觉以温热为度。建议每月 1 个疗程，连续治疗 6 个月。②悬灸丰隆、三阴交穴：每穴每次 10～20 分钟。隔日 1 次，10 次为 1 个疗程。

(2)艾炷隔姜灸。取姜片放在三阴交穴、关元穴上，然后将艾炷置于姜片上，点燃，两穴先后顺序不限，每次 3 壮，每日灸治 1 次，10 次为 1 个疗程。疗程之间间隔 3～5 日。

四、消化系统疾病的艾灸疗法

(一)便秘

1. 艾灸穴位

天枢穴、关元穴、照海穴、脾俞穴、肾俞穴。

2. 艾灸方法

(1)艾条温和灸(普通便秘)。悬灸天枢、照海穴，每穴每次 10～20 分钟。两穴可同时进行，也可以先灸照海穴，再灸天枢穴。每日 1 次，5～7 天为 1 个疗程，间隔 2 日可行下一个疗程。

(2)艾炷直接灸(便秘兼有消化不良，宜用无瘢痕灸)。选脾俞、天枢穴，先灸脾俞穴，再灸天枢穴，用中艾炷或小艾炷施灸，感觉灼痛时去掉艾炷，另换一炷。每穴每次灸 3 壮，以局部皮肤红晕、无烧伤、自觉舒适为度。

(3)艾炷直接灸(老年人便秘，宜用无瘢痕灸)。选关元、肾俞、天枢穴。先灸关元、肾俞穴，然后再灸天枢穴，用中艾炷或小艾炷施灸，感觉灼痛时去掉艾炷，另换一炷。每穴每次灸 3 壮，以局部皮肤红晕、无烧伤、自觉舒适为度。

(二)腹痛腹泻

1. 艾灸穴位

下巨虚穴、天枢穴、合谷穴、阳陵泉穴、气海穴、神阙穴。

2. 艾灸方法

(1)艾条温和灸。①悬灸下巨虚穴：每次 10～20 分钟。每日 1 次，5～7 天为 1 个疗程，间隔 2 日可行下一个疗程。②悬灸天枢穴：每次 10～20 分钟。每日 1 次，5～7 天为 1 个疗程，间隔 2 日可行下一个疗程。

(2)艾条回旋灸。选合谷、天枢、阳陵泉、下巨虚、气海、神阙穴，将艾条一端点燃，与穴位保持一定距离(约 2 厘米)，左右回旋施灸，一个穴位灸 10～15 分钟，灸至局部温热红晕，每日 1 次，直至痊愈即可。

(三)慢性胃炎

1. 艾灸穴位

中脘穴、胃俞穴、章门穴、气海穴、足三里穴。

2. 艾灸方法

(1)艾炷直接灸(宜用无瘢痕灸)。选取中脘、足三里、胃俞穴，用艾炷直接灸，每穴每次灸 3～5 壮。先灸中脘和足三里穴，两个穴位可以同时进行，然后再灸胃俞穴。每日 1 次，5 天为 1 个疗程，间隔 2 日可行下一个疗程。

(2)艾条温和灸。选取中脘、足三里、胃俞、气海、章门穴，用艾条温和灸，每穴每次 10～15 分钟。按照先背部后胸腹部、先上部后下部的顺序施灸。每日 1 次，5 天为 1 个疗程，间隔 2 日可行下一个疗程。

五、骨伤科疾病的艾灸疗法

(一)颈椎病

1. 艾灸穴位

天柱穴、大杼穴、天宗穴、曲池穴、肩井穴、阿是穴。

2. 艾灸方法

(1)艾条温和灸。悬灸大杼、天柱、曲池、天宗、肩井穴：每穴每次 10～30 分钟。每日 1 次，5～7 天为 1 个疗程，间隔 2 日可行下一个疗程。

(2)艾灸盒。每次在颈部阿是穴(即疼痛部位)上施灸 10～20 分钟。每日或隔日 1 次，10 次为 1 个疗程。

(二)落枕

1. 艾灸穴位

大椎穴、天宗穴、肩井穴、悬钟穴、昆仑穴、阿是穴。

2. 艾灸方法

(1)艾条温和灸。①悬灸大椎、天宗穴：每穴每次 10～30 分钟。每日 1 次，5～7 天为 1 个疗程，间隔 2 日可行下一个疗程。②悬灸悬钟、昆仑穴：每穴每次 5～15 分钟。每日 1 次，5～7 天为 1 个疗程，间隔 2 日可行下一个疗程。③悬灸肩井穴：每次 5～15 分钟。每日 1 次，5～7 天为 1 个疗程，间隔 2 日可行下一个疗程。

(2)艾灸盒。每次在颈部阿是穴上施灸 10～20 分钟。每日或隔日 1 次，10 次为 1 个疗程。

(三)肩周炎

1. 艾灸穴位

肩髃穴、大杼穴。

2. 艾灸方法

(1)艾条温和灸。悬灸肩髃穴，每次 10～20 分钟，每日 1～2 次。5～7 天为 1 个疗程，间隔 2 日可行下一个疗程。

(2)艾炷隔姜灸。取姜片放在肩髃、大杼穴上，然后将艾炷置于姜片上，点燃，每次灸3～4壮，艾炷如绿豆大或半个枣核大。每日1～2次，10日为1个疗程，疗程之间可间隔1～2日。

(四)腰椎间盘突出

1. 艾灸穴位

殷门穴、承山穴、昆仑穴、京骨穴、命门穴。

2. 艾灸方法

(1)艾条温和灸。①悬灸殷门穴：每次10～20分钟。每日1次，5～7天为1个疗程，间隔2日可行下一个疗程。②悬灸承山、命门穴：每穴每次10～20分钟。每日1次，5～7天为1个疗程，间隔2日可行下一个疗程。

(2)艾炷直接灸(宜用无瘢痕灸)。选昆仑、京骨、命门穴，用中艾炷或小艾炷施灸，感觉灼痛时去掉艾炷，另换一艾条悬灸。每穴每次灸3～8壮，以局部皮肤红晕、无烧伤、自觉舒适为度。

(五)坐骨神经痛

1. 艾灸穴位

委中穴、秩边穴、环跳穴、承筋穴、关元、阳陵泉穴。

2. 艾灸方法

艾条温和灸。①悬灸秩边穴：每次10～20分钟。②悬灸环跳穴：每次15～25分钟。每日1次，5～7天为1个疗程，间隔2日可行下一个疗程。治疗时，选择有病一侧的环跳穴。③悬灸委中、承筋、关元、阳陵泉穴：每穴每次10～20分钟，以感觉温和为度，火力不可过强。

(六)腰痛

1. 艾灸穴位

大杼穴、腰阳关穴。

2. 艾灸方法

艾条温和灸。①悬灸或艾炷直接灸(宜用无瘢痕灸)腰阳关穴：每次10～20分钟。每日1次，5～7天为1个疗程，间隔2日可行下一个疗程。②悬灸大杼穴:每次 10～20 分钟。每日 1 次,5～7 天为 1 个疗程,间隔 2 日可行下一个疗程。

(七)风湿性关节炎

1. 艾灸穴位

大椎穴、肾俞穴、肝俞穴、关元穴、阳陵泉穴、昆仑穴。

2. 艾灸方法

(1)艾条温和灸。①悬灸大椎、肝俞穴:每穴每次 10～20 分钟。每日 1 次,5～7天为 1 个疗程,间隔 2 日可行下一个疗程。②悬灸肾俞穴:每次 10～20 分钟。每日 1 次,5～7 天为 1 个疗程,间隔 2 日可行下一个疗程。

(2)艾炷直接灸(宜用无瘢痕灸)。选关元、阳陵泉、昆仑穴,用中艾炷或小艾炷施灸,感觉灼痛时去掉艾炷,另换一炷。以自觉舒适为度。

六、泌尿生殖系统疾病的艾灸疗法

(一)慢性肾炎

1. 艾灸穴位

委阳穴、肾俞穴、膀胱俞穴、委中穴、膈俞穴。

2. 艾灸方法

(1)艾条温和灸。①悬灸肾俞、膀胱俞、委中穴:肾俞穴每次 10～20 分钟,膀胱俞穴每次 5～10 分钟,委中穴每次 5～10 分钟。隔日 1 次,10 次为 1 个疗程。②悬灸委阳穴:每次 5～10 分钟。隔日 1 次,10 次为 1 个疗程。

(2)艾炷隔蒜灸。取蒜片放在膀胱俞、肾俞、膈俞、委中穴上,然后将艾炷置于蒜片上,点燃,每次灸 3～4 壮,艾炷如绿豆大或半个枣核大。每日灸 2 次,疗程之间可不休息。

(二)痛经

1. 艾灸穴位

三阴交穴、子宫穴、关元穴、归来穴、次髎穴、血海穴。

2. 艾灸方法

(1)艾条温和灸。①悬灸子宫、血海穴:每穴每次 10～20 分钟。每日 1 次,

3～5天为 1 个疗程。每次月经前 3～5 天进行治疗。②悬灸次髎、归来穴:每穴每次 10～20 分钟。每日 1 次,3～5 天为 1 个疗程。每次月经前 3～5 天进行治疗。

(2)艾炷隔蒜灸。取蒜片放在子宫、关元、三阴交穴上,然后将艾炷置于蒜片上,点燃,每次灸 3～5 壮,每日灸治 1 次,直至疼痛停止即可。

(三)乳腺增生

1. 艾灸穴位

屋翳穴、肝俞穴、脾俞穴、三阴交穴。

2. 艾灸方法

(1)艾条温和灸。①悬灸屋翳、肝俞穴:每穴每次 10～12 分钟,每日 1 次。5～7 天为 1 个疗程,间隔 2 日可行下一个疗程。②悬灸脾俞穴:每次 10～12 分钟,每日 1 次。5～7 天为 1 个疗程,间隔 2 日可行下一个疗程。

(2)艾炷直接灸(宜用无瘢痕灸)。艾炷直接灸三阴交穴,每次 10～12 分钟,每日 1 次。5～7 天为 1 个疗程,间隔 2 日可行下一个疗程。

(四)阴道炎症

1. 艾灸穴位

三阴交穴、带脉穴、然谷穴、横骨穴。

2. 艾灸方法

(1)艾条温和灸(虚症)。①悬灸然谷穴:每次 10～12 分钟,每日 1 次。5～7 天为 1 个疗程,间隔 2 日可行下一个疗程。②悬灸三阴交、横骨穴:每穴每次 10～12分钟,每日 1 次。5～7 天为 1 个疗程,间隔 2 日可行下一个疗程。

(2)艾炷直接灸(实证,宜用无瘢痕灸)。艾炷直接灸带脉穴,每次 10～12 分钟,每日 1 次。5～7 天为 1 个疗程,间隔 2 日可行下一个疗程。

(五)更年期综合征

1. 艾灸穴位

归来穴、肾俞穴、太溪穴、涌泉穴、肝俞穴。

2. 艾灸方法

(1)艾条温和灸(虚症)。①悬灸归来(双侧)、肾俞穴:每穴每次 10 分钟,每日1次。5～7天为1个疗程,月经前结束,每月1个疗程。肾俞穴选一侧穴位,隔日换另一侧;归来穴每次都要两侧同灸。可以每个月行1个疗程,也可以每个季度行1个疗程。灸疗时先灸双侧归来穴,再灸肾俞穴。②悬灸涌泉穴:每次10分钟,每日1次。5～7天为1个疗程,月经前结束,每月1个疗程。涌泉穴选一侧穴位,隔日换另一侧。

(2)艾炷隔姜灸。取姜片放在肾俞、肝俞、太溪穴上,然后将艾炷置于姜片上,点燃,每次灸3～4壮,艾炷如绿豆大或半个枣核大。每日灸1次,10次为1个疗程。疗程之间间隔2～3日。

(六)前列腺炎

1. 艾灸穴位

三阴交穴、关元穴、曲骨穴、肾俞穴。

2. 艾灸方法

(1)艾条温和灸。①悬灸曲骨、三阴交穴:每日1次,每次10～15分钟。5～7天为1个疗程,间隔2日可行下一个疗程。②悬灸关元、肾俞穴:每日1次,每穴每次10～15分钟。5～7天为1个疗程,间隔2日可行下一个疗程。治疗时先灸关元穴,再灸曲骨穴,最后灸肾俞穴。

(2)艾炷直接灸(宜用无瘢痕灸)。选三阴交穴,用中艾炷或小艾炷施灸,感觉灼痛时去掉艾炷,另换一炷。每穴每次灸3～7壮,以局部皮肤红晕、无烧伤、自觉舒适为度。

七、神经系统疾病的艾灸疗法

(一)失眠

1. 艾灸穴位

神门穴、百会穴、肾俞穴、三阴交穴。

2. 艾灸方法

(1)艾条温和灸(失眠伴有头晕、耳鸣者)。悬灸神门、百会、肾俞穴,每次10～20分钟,每日睡前1次。5～7天为1个疗程,间隔2日可进行下一个疗程。

(2)艾炷隔姜灸。取神门、三阴交穴,按照先上后下的顺序施灸。选择老姜，切成 0.3 厘米厚的薄片，在其上扎小孔，每次每穴灸 5～7 壮，艾炷如半粒枣核大。7 次为 1 个疗程，每次间隔 3～5 天。

(二)健忘

1. 艾灸穴位

气海穴、心俞穴、脾俞穴、肾俞穴。

2. 艾灸方法

(1)艾条温和灸(针对老年人)。①悬灸心俞、脾俞、肾俞穴：建议使用陈年纯艾灸条。点燃艾灸条一端后，将其与穴位保持合适距离；同时用另一只手置于穴位附近，实时感知温度，确保艾灸温度适宜。每次每穴灸 10～15 分钟，5～7 天为 1 个疗程，间隔 2 日可行下一个疗程。②悬灸气海穴：点燃艾灸条一端，将其与穴位保持合适距离。每次 10～15 分钟，5～7 天为 1 个疗程，间隔 2 日可行下一个疗程。

(2)艾炷直接灸(针对上班族，宜用无瘢痕灸)。取心俞穴，将艾炷点燃置其上，每穴灸 5～7 壮，艾炷如黄豆或半粒枣核大。每日 1 次，5～7 天为 1 个疗程，间隔 2 日可行下一个疗程。

(三)精神抑郁

1. 艾灸穴位

内关穴、期门穴、阳陵泉穴、三阴交穴、支沟穴、章门穴。

2. 艾灸方法

(1)艾条温和灸。①悬灸内关穴：每次 10～20 分钟，每日 1 次。5～7 天为 1 个疗程，间隔 2 日可行下一个疗程。②悬灸期门穴：每次 10～20 分钟，每日 1 次。5～7 天为 1 个疗程，间隔 2 日可行下一个疗程。

(2)艾炷直接灸(宜用无瘢痕灸)。取阳陵泉、章门、期门、三阴交、支沟穴，按照先上后下的顺序施灸。点燃艾炷置其上，每穴每次灸 3～5 壮。每周 2 次，15～20 天为 1 个疗程。

八、美容养颜的艾灸疗法

（一）黄褐斑

1. 艾灸穴位

颊车穴、下关穴、印堂穴、曲池穴。

2. 艾灸方法

（1）艾条温和灸。①悬灸印堂穴：每次10～15分钟，以局部温热、皮肤潮红为度。每日或隔日1次，30次为1个疗程。②悬灸颊车穴：每次10～15分钟，以局部温热、皮肤潮红为度。每日或隔日1次，30次为1个疗程。

（2）艾炷隔姜灸。取姜片放在下关、曲池穴上，然后将艾炷置于姜片上，点燃，每次灸3～4壮，艾炷如绿豆大或半个枣核大。每日或隔日灸治1次，30次为1个疗程，疗程之间间隔1日。

（二）痤疮

1. 艾灸穴位

尺泽穴、梁门穴、肺俞穴、胃俞穴、三阴交穴。

2. 艾灸方法

（1）艾条温和灸。①悬灸尺泽穴：每次10～20分钟，每日1次。5～7天为1个疗程，间隔2日可行下一个疗程。②悬灸梁门、三阴交穴：每穴每次10～20分钟，每日1次。5～7天为1个疗程，间隔2日可行下一个疗程。

（2）艾条雀啄灸。取尺泽、肺俞、胃俞穴，将艾条的一端点燃，对准穴位像鸟雀啄食一样，一上一下地施灸。灸条距离皮肤0.5～1厘米，按先灸头部穴位再灸背部穴位的顺序施灸，每穴10～15分钟，灸到局部温热为止。每日1次，10天为1个疗程，间隔3～5日可进行下一个疗程。

（三）面部皱纹

1. 艾灸穴位

合谷穴、百会穴、肾俞穴、神阙穴。

2. 艾灸方法

（1）艾条温和灸。①悬灸百会穴：每次10分钟，每日或隔日1次，30次为1

个疗程。②悬灸肾俞穴：每次10分钟，每日或隔日1次，30次为1个疗程。③悬灸合谷穴：每次10分钟，每日或隔日1次，30次为1个疗程。

(2)艾炷隔姜灸。取姜片放在神阙穴上，然后将艾炷置于姜片上，点燃，每次灸3～5壮，每日灸治1次，30次为1个疗程，疗程之间间隔1日。

(四)肤色黯黑

1. 艾灸穴位

心俞穴、肝俞穴、内关穴、三阴交穴。

2. 艾灸方法

(1)艾条温和灸。悬灸三阴交、肝俞穴。每穴每次10～20分钟，每日1次。5～7天为1个疗程，间隔2日可行下一个疗程。治疗过程中，先灸三阴交穴，再灸肝俞穴。一般需连续施灸2～3个疗程。待症状消失或明显改善后，再持续进行1个疗程便可停止艾灸。

(2)艾条雀啄灸。取三阴交、肝俞、心俞、内关穴，将艾条的一端点燃，对准穴位后像鸟雀啄食一样，一上一下地施灸。灸条距离皮肤0.5～1厘米，每穴灸10～15分钟，直至局部温热为止。每日1次，10天为1个疗程，间隔3～5日可进行下一个疗程。

九、其他疾病的艾灸疗法

(一)牙痛

1. 艾灸穴位

合谷穴、颊车穴。

2. 艾灸方法

艾条温和灸。悬灸合谷穴，每次10～20分钟，每日1～2次，直至症状消失或明显减轻即可。若效果不明显，可加灸颊车穴，每次灸5～10分钟。

(二)全身乏力

1. 艾灸穴位

关元穴、大杼穴、大椎穴、气海穴、足三里穴。

2. 艾灸方法

(1)艾条温和灸(工作劳累导致)。①悬灸气海穴：每次10～20分钟，每日1次，饭后1小时即可开始施灸。5～7天为1个疗程，间隔2日可行下一个疗程。②悬灸关元、足三里穴：每次10～20分钟，每日1次，饭后1小时即可开始施灸。5～7天为1个疗程，间隔2日可行下一个疗程。

(2)艾炷直接灸(老人体弱乏力，宜用无瘢痕灸)。艾炷直接灸气海、大杼、大椎穴，每穴每次20～30分钟，早晚各1次，饭后1小时即可开始施灸。5～7天为1个疗程，间隔2日可行下一个疗程。

(三)多汗盗汗

1. 艾灸穴位

肺俞穴、后溪穴、尺泽穴、复溜穴。

2. 艾灸方法

艾条温和灸。悬灸复溜穴，每次10～20分钟，每日1次。5～7天为1个疗程，间隔2日可行下一个疗程。悬灸肺俞、尺泽、后溪穴，每穴每次5～10分钟。治疗初期，先选取后溪穴配肺俞穴，若施灸3～5次后效果不理想，可加灸尺泽穴。每次先灸后溪穴，再灸肺俞穴，最后灸尺泽穴。

思　考　题

3.1　简述艾灸疗法的作用原理及功效。

3.2　简述艾灸的适应证和禁忌证。

3.3　简述艾灸的治疗原则。

3.4　简述常见的艾灸方法及作用特点。

3.5　简述艾灸的用量与施灸顺序及注意事项。

3.6　简述灸感产生的原理、灸感的种类及灸感的不同阶段。

3.7　简述艾灸后哪些征象代表疾病好转。

3.8　简述艾灸后如何处理和调养。

3.9　简述艾灸的取穴原则与配穴方法。

3.10　简述常见的养生保健灸。

3.11　简述常见疾病的艾灸疗法。

参考文献

[1] 程爵棠.拔罐疗法治百病[M].5版.北京:人民军医出版社,2015.
[2] 胡广芹,孟向文.痧疗与罐疗[M].北京:中国中医药出版社,2016.
[3] 李志刚.拔罐健体祛病大全书[M].乌鲁木齐:新疆人民卫生出版社,2015.
[4] 罗杰.特效刮痧拔罐速查图典[M].西安:陕西科学技术出版社,2013.
[5] 孟献威.图解痧象　零基础学刮痧[M].南京:江苏凤凰科学技术出版社,2017.
[6] 张秀勤.张秀勤刮痧治疗常见病[M].长春:吉林科学技术出版社,2009.
[7] 程爵棠,程功文.刮痧疗法治百病[M].4版.北京:人民军医出版社,2013.
[8] 程爵棠,程功文.艾灸疗法治百病[M].4版.北京:人民军医出版社,2013.
[9] 李志刚.艾灸健体祛病大全书[M].乌鲁木齐:新疆人民卫生出版社,2015.
[10] 成向东.零基础学艾灸[M].青岛:青岛出版社,2019.